70歳からのボケない勉強法

精神科医
和田秀樹

アスコム

はじめに ―― 勉強は人生を豊かにしてくれる最高の道具

年とともに「知能」も「記憶力」も落ちたりはしない

これから年齢とボケについて話をしようと思いますが、その前に、よくある誤解を解いておきましょう。

まず、「年をとるほど知能は下がる」というのは誤解です。

1980年代に行われた「小金井研究」という調査があります。正確には、小金井市の一般住民への「WAIS成人知能検査」ですが、この調査よると、73歳の段階ですら動作性知能（目の前の要求に対応できるかという知能）は平均で100を超えています。これは40～50代の水準とさほど変わりません。

つまり、「年をとるほど知能が下がる」のは誤解です。

それから、**「年をとるほど記憶力が低下する」というのも誤解です。**

ドイツの心理学者、エビングハウスの実験によると、人は無意味な言葉を丸暗記した後、1時間後にはだいたい50%を忘れ、24時間後には約70%、1カ月たった段階では、ほとんど記憶に残っていないという結果になったといいます。これを「エビングハウスの忘却曲線」といいます。

エビングハウスの実験結果から「忘却は覚えた直後に進む」という法則を見いだすことができますが、ここで注目したいのは、**暗記したものを忘れる期間に年齢差は関係ない**という点です。

とはいえ、「実感として年をとるほど記憶力が落ちている」という人も多いでしょう。じつは、エビングハウスは、効率よく記憶するために復習することの重要性も述べているのです。

皆さんも、学生時代には寝る間も惜しんで勉強をして、大事なことを繰り返し復習して覚えていたはずです。ところが、大人になるにつれて学習意欲が落ちていきます。

よく「物覚えが悪くなった」ことを加齢のせいにする人がいますが、**記憶力が落ちたのではなく、覚えようという「意欲」が低下しているだけ**なのではないかと思うのです。

加齢で低下するのは記憶力ではなく、むしろ意欲のほうです。だいたい50代から60代にかけて、男性ホルモンの分泌量が減少しはじめます。代表的な男性ホルモンである「テストステロン」は、意欲や気力、攻撃性、好奇心と密接な関係をもっています。

ですから、**60代前後から「テストステロン」の分泌が減少し、意欲が低下しがちになるのは当然のこと**といえるでしょう。

さらに、そこに前頭葉の老化も加わります。前頭葉は、感情のコントロール、創造性、怒りや不安の処理をつかさどります。**老化によって前頭葉が萎縮すると、意欲を維持することが難しくなってきます。**

「新現役時代」は、新しい自分を発見する時間

最近、定年後の雇用延長期間を終えた知人が、

「よく〝第二の人生〟なんていいますが、〝第二〟という割にはけっこう長いですよね」

と、ため息交じりに話していました。

けれども、このため息の背景には、先ほど述べたような「年をとるほど知能は下がる」「年をとるほど記憶力が低下する」という思い込みがあるのではないでしょうか。

年をとっても頭を使って学ぶことはできます。このことが世間の常識になったら、「第二の人生が長すぎる」としょんぼりする人は減って、逆に、胸がわくわくしてくる人が増えるだろうと思うのです。

ひと昔前は、55歳で定年を迎え、後は「余生」ということで、大過なくフェードアウトしていければ上等というのが、多くの人のライフプランでした。

ひと昔前を何年前とするかは曖昧ですが、読者のあなたが1955年生まれであったとします。55年の時点での平均寿命は、女性67・75歳、男性63・6歳。その時代に定年を55歳で迎えたら、残りの約8年はたしかに「余生」だといえるでしょう。

その後、1990年には女性81・9歳、男性75・92歳、2019年には女性87・45歳、男性81・41歳と平均寿命は飛躍的に延びました（いずれも2019年厚生労働省発表の「簡易生命表」より）。

いま、**男性が65歳で現役を退いた後、約16年を生きることになります。**これはあくまで平均であって、大病をしたことがなく、深刻な持病もない男性なら、この後20年、30年を生きる可能性は高いでしょう。

この20年、30年の期間は「セカンドステージ」と呼ばれます。

しかし、その時間的な長さを考えれば、セカンドだからといって、「余生＝余りの人生」と考えてしまうのは、この超長寿時代においては、決して賢い考え方ではありません。

「単なる言い方だ」といってしまえばそれまでです。でも、私はこの言葉に少しばかり抵抗感を覚えます。なぜなら、「ファースト＝主」「セカンド＝副」という意味が込められているように感じられるからです。

そこで、私はこの期間を「新現役時代」と呼んでみたいと思います。定年までの現役時代の次にくる新たな現役時代です。あえて〝第二〟とはいいません。

新現役時代のキーワードになるのが「新しい自分」です。

この「新しい自分」の発見、構築に欠かせないのが、「勉強」なのです。

新現役時代の「勉強」は、学生時代に経験したそれとはまったく異なるものです。義務として必死に丸暗記する必要はありません。日常生活のささやかなことであっても、進んでトライする。成功か失敗かは二の次です。努力するのはほんの少しだけ。なによりプロセスを楽しむこと。

年をとったからこそできる、新現役時代にふさわしい「勉強」があるのです。

勉強とは、あなたの人生を変える「道具」

私は27歳のときに執筆した『受験は要領』が大ベストセラーになったおかげで、これまでたくさんの勉強法の本を出してきました。多くの受験生を指導して、

「受験の神様」と呼ばれたこともありました。

でも、勉強とはただ試験に合格するためだけのものではないと私は思っています。むしろ、勉強を通じて自分の強みを知り、工夫できるようになることが大切なのではないでしょうか。

勉強は自分自身を強くして、人生の選択肢を増やすものです。それは何歳になってもかわりません。勉強は、あなたの人生を豊かにしてくれる「最高の道具」なのです。


私はほかの著書で「健康脳寿命」の重要性を説きました。ただ生きているだけの「寿命」ではなく、自立した生活を送れる「健康寿命」です。

そして、**70歳からは「脳の寿命」も大切**だと思うのです。この「健康脳寿命」を維持するために忘れてならないのは「脳にラクをさせないこと」です。

本書では、さまざまな具体的なエピソードを交えながら、「健康脳寿命」の維持に欠かせない「勉強」の方法を紹介しています。

「勉強」には、間違いなく「喜び」があります。けっして苦しさや辛さばかりを伴うものではありません。これまで知らなかった情報や新しい知識を得るのは、誰にとっても新鮮で楽しい経験です。

先ほど紹介した知人の言葉のとおり、新現役時代はけっこう長い。学んで、勉強して、楽しみましょう。ボケてしまっては、もったいないではありませんか。

本書は**70歳からの、つまり新現役時代を楽しむための勉強本**です。豊かな新現役時代を楽しく、機嫌よく過ごしたいと願う読者の方々のお役に立つならば、著者としてうれしいかぎりです。

和田 秀樹

プロローグ――好奇心こそが、最強の脳トレパワーである

「老後」でもっとも恐ろしいことはなんだろうか

定年を迎えて仕事をリタイアした人ならきっとあるでしょう。リタイアをしたら、こんなことができそうだ、仕事から自由になったらこんなこともしたいと夢見ていたことが。

はたして現実はどうだったのか。

ここで質問です。

定年を迎えて仕事をリタイアした人たちに聞いたアンケートがあります。

どんな答えが多かったか考えてみてください。

上位にきた回答のなかには、たとえば、「やりたいこととできることは違った」ということがあります。

世界中を旅して回りたい、ダンスを習ってみたいなどいろいろ考えていたが、実際には体がいうことをきかなくて無理だった、お金がなくてできなかったということのようです。

また、「実際にはそれどころではなかった」という回答もありました。老親の介護が大変だったとか、そもそも主婦にはリタイアがないといった理由をあげている人もいました。

しかし、もっとも多かったのが次の答えでした。

「リタイアした瞬間から、やる気が起きなくなった」

「好奇心がなくなった」

そして、社会との関わりが減っていることの焦燥感、孤独感を抱きながらも、「やることがなくて退屈だ」「退屈地獄が苦しい」という嘆きの声がたくさんあがっていました。

仕事以外に何もしてなかったので、趣味もなく、仕事以外の友人もいないことを思い知ったと。

毎日が「退屈」とは無縁の生活を送るには

もちろん、リタイアして楽しい老後を過ごしている人もたくさんいます。しかし、よく聞いてみると、ネガティブな気持ちを抱いている人も少なくありません。

そのなかでも**無視できない気持ちが「退屈」**です。

「リタイア後、暇を持て余している。こんな毎日はいやだ。だけど、何をするにも金がかかる」
「経済的な余裕はないから貯蓄を切り崩すのも怖い」
「退屈」にうんざりしている人の本音は、大なり小なりこんなところではないでしょうか。

何かやってみたいが先立つものがないという人に、私がおすすめするのが「70歳からの勉強」です。

そもそも「勉強」するのに元手はかかりません。そして、「はじめに」でも書いたように、「勉強」にはかならず「喜び」があります。

「喜び」に満ちた毎日は「退屈」とは無縁です。

この意味でも「勉強」こそ、高齢者にとって最適な日々の過ごし方なのではないかと思うのです。

しかも、もはや学生時代ではありませんから、いつ勉強しようが、何を勉強しようが、あなたの自由です。ひとりで勉強してもいいですし、仲間と一緒に勉強するのもいい。

すべて自分の都合でできるのが「70歳からの勉強」なのです。

「ひとり暮らしだからボケる」ということはない

リタイア後に「退屈」を感じる主な理由のひとつに「仕事以外の付き合いがない」ということがあります。とくに男性の場合、プライベートでの付き合いが苦手だという人は珍しくありません。

しかし、「他者との交流がなく、ひとりでいること」は、そんなに悪いことなのでしょうか。

2021年、アメリカのボストン大学医学部が発表した研究結果で、とても興味深いことが明らかになりました。

これは地域住民を長期にわたって追跡した疫学研究で、認知症またはアルツハイマー病の発症リスクと孤独感との関係を調べたものです。

この研究では、「孤独感」を「持続的な孤独感（長期間にわたって孤独を感じている）」と「一時的な孤独感（以前は孤独感を感じていたが、いまは感じていない）」を区別して調査しています。

それとは別の要素に「ひとり暮らしであること」を入れています。


さて、結果は次のようになりました。
①「持続的な孤独を感じている人」は「孤独を感じていない人」に比べて認知症の発症リスクが91％も高い。
②「一時的な孤独を感じていた人」は「孤独を感じていなかった人」に比べて認知症の発症リスクが66％低い。

③「ひとり暮らしであること」と認知症発症のあいだに直接的な関連は認められない。

（※アルツハイマー病の場合も同様の結果になった）

①の結果から、長いあいだ孤独感を抱えていると認知症リスクが高まることがわかります。これは、すでによく知られていることだと思います。

②の結果はどういうことでしょうか。

以前は孤独を感じていたが、いまは感じていない人とは、周囲と交流を持つなどして孤独感を解消するためになんらかの行動に出た人なのではないかと推測されます。

そんな積極性を持っている人は、そもそも脳の働きが活発なので、認知症の発症リスクが低く抑えられていると解釈できます。

③の結果は端的に、ひとり暮らしをしているだけでは認知症の発症リスクは高

くならないということ。

「ひとり暮らしをしているとボケるのが早い」も、高齢者の脳に関するよくある誤解のひとつなのです。

孤独は悪いことでも、悲しいことでもない

孤独感を長いあいだ放置していると認知症の発症リスクが高くなること、孤独感を解消した人は認知症の発症リスクが低いことから、孤独感と脳の働きにはなんらかの関係があることがわかります。

では、認知症を予防するために、孤独を避けて、他者と付き合うべきなのでしょうか。いいえ違います。**認知症を予防したいのなら、脳を活性化すればいいのです。**

脳を刺激する方法は人付き合いのほかにもたくさんあります。先ほどから申し

上げているとおり、**私のおすすめは「勉強」です。**

そもそも、ひと口に「孤独」といっても、いろいろなケースがあります。他者との交流がなく、「孤独である」からといって、必ずしも皆が「孤独感」を覚えるわけではありません。

ひとり暮らしをしているからといって、それがすなわち孤独で寂しい人生を送っていることにはなりません。「孤独であること」と「孤独を感じること」とは別のことなのです。

もし社会的に孤立して生活に支障が出ているようなら周囲の助けを求める必要がありますが、**そうでなければ孤独は恐るるに足りません。**

孤独感を感じるか否か。その違いはなんなのでしょうか。

私は「好奇心」ではないかと考えています。ひとりでいるかどうかは関係なく、つねに、新しいことに関心を持ち続けること。好奇心を持ち続けることはとても大切です。

新しいスマートフォンが出たら、とにかくその機能を使い倒してみる。

若い人たちが歌う曲も聞いたり、カラオケで歌ったりしてみる。

若い子たちの間でTikTokが流行っていたら、自分も見てみる。

最新の機械、たとえばＶＲを体験したり、ドローンを操縦してみる。

だからといって、かならずしも流行に乗らなければならないというわけではありません。若いころは興味を持てなかった歴史や文化を調べてみてもいいでしょう。歌舞伎や能、狂言などを観たり、神社仏閣めぐりをしたり、調べたりしてもいいでしょう。

このように好奇心は、どんなことでも持てるはず。好奇心こそが、最強の脳トレだと私は思っています。

毎日、新しい刺激を感じることは、孤独と上手に付き合うことにもなるのです。

「年を重ねるごとに人生はつまらなくなる」は本当か

ビートたけしさんが、著書『「さみしさ」の研究』のなかで、

「人生は、年齢を重ねるほど生きづらく、理不尽になっていく。夢のように輝かしい老後なんてない。若い頃に比べりゃ、つまらないことばかり増えていく――それが真理なんだよな」

と書いています。

たけしさんは、老後について考えるとき、まず「人生は、年を重ねるほどつまらなく不自由になっていく」という事実を受け入れて開き直ればいいじゃないかと言っているのです。

「若者に好かれたい」「人から尊敬されたい」なんて思って窮屈にならずに、ヒンシュク上等で余生を楽しむくらいの心の持ちようを提案しています。

年を重ねるごとに、人生はつまらなくなる――これは世間一般の常識なのかもしれません。ですが、私は、そんなことはない、と考えます。つまらないのなら、楽しいことをやればいい、そんなふうに思うのです。

だからといって、そう簡単に新しいことはできない、お金もかかるし、この年になって友達をつくるなんて……と、なかなか重い腰を上げられない気持ちも理解できます。

でも、「勉強」ならできるのではないでしょうか。

なぜなら、私たちは子どものころからずっと勉強をしてきました。学校を出て働き始めても勉強しなければいけないことが山ほどありました。

私たちは勉強することに慣れています。いちど体が覚えてしまった自転車の乗り方をいつまでも忘れないように、年をとってからも勉強できます。

しかも、志望校合格のためでもなく、昇進のためでもない「70歳からの勉強」なら気軽にはじめて、楽しく続けられます。

若いころの勉強法はもういらない

若いころの勉強は「知って覚える」ための勉強でした。インプットするための勉強です。そうやって受験勉強も昇進試験も乗り越えてきました。現役時代を終えたいま、若いころと同じことを繰り返す必要はありません。

「70歳からの勉強」はアウトプットのための勉強です。インプットからアウトプットへ、思い切り舵を切ってください。

現役時代に蓄えた知識・経験＝コンテンツをすでに持っているのですから、ガリガリと情報を仕入れて知識を増やしていかなくてもいいのです。

手の内のコンテンツをアウトプットする力をつける。それが新現役時代の勉強です。

アウトプットといっても具体的には何をどうするのか、ピンとこないかもしれません。たとえば、次のような場面を想像してみてください。

- 地域の集まりで、ちょっとしたスピーチをする
- 地元の名士宛てに、ちょっとした礼状を送る
- 後輩の相談事に、ちょっとした解決策を提案する

スピーチも礼状も相談事も、世代に関係なくこなしていかなくてはなりませんが、**年長者に求められるものがあるとすれば、「ちょっとした」の部分**ではないでしょうか。

「ちょっとした」を別の言葉に置き換えるとしたら、と問われたら——「気の利いた」「洒落た」「味のある」「良識を感じさせる」「場をなごませる」「心にしみる」「クスッと笑わせる」「機微に通じた」「配慮の行き届いた」など、状況によ

って考えられる答えは無数にあります。

「70歳からの勉強」では、答えはひとつではありません。試験ではありませんから、ひとつの正解がひとつの問題に対して必ず用意されているわけではないのです。

それぞれの場面で、自分の知識や経験から引き出した答えをどのように表現するかを、よく考えなければなりません。

いろいろな答えを導き出し、それをいろいろな方法で表現するためのノウハウを身につけること。これがコンテンツをアウトプットする力です。

「70歳からの勉強」は、いくつもの答えを自分自身でつくり出していくための勉強なのです。

前頭葉を鍛えて「脳のアンチエイジング」をしよう

好奇心を持ち続けること、アウトプットを意識すること。

こうしたことを第一に心がけながらの「70歳からの勉強」は、脳科学的にも意味があります。

ひとつの物事を前にして、たくさんの答えを出していける人は、思考のスイッチをどんどん切り替えることができます。何か問題があるときでも安易に投げ出さず、よく考えます。

このように、**思考のスイッチを切り替えられる人、よく考える人の脳では、とくに前頭葉が活発に働いています。**

前頭葉は脳の前方にある領域です。意欲、思考、感情、創造性などをつかさどるとされ、非常に大事な部位なのですが、じつは、前頭葉は老化がはじまるのが早いのです。40～50代で老化がはじまり、定年前後の年代でより顕著になります。

前頭葉が関わっているとされているのはアウトプットする機能です。インプット機能は側頭葉（言語理解）や頭頂葉（計算能力）が担っていると考えられています。つまり、これまで蓄積してきた記憶や知識をひっぱり出すのは前頭葉なのです。

だから、非常に高度な内容でも、いつも繰り返している単調な作業ならば、側頭葉や頭頂葉でこなすことができますが、想定外のこと、先の読めないことに対処するのは前頭葉です。つまり、**答えがいくつも考えられるような問題を考えるためには前頭葉が元気でなければなりません。**

老化で前頭葉が萎縮すると、脳を使うことがおっくうになります。

あなた自身または身近な人に、こんな現象が起きていませんか。

- 実際にやってみることをせず、あれこれ考えただけで諦めてしまう
- 異論を受け入れることができなくて、頑固になる
- 思考が凝り固まり、人の話を鵜呑みにしてしまう
- 感情が平坦になり、何をしてもつまらなく感じる
- ささいなことでイライラし、しかも、なかなかおさまらない

このようなことが年をとって起きてきたら、前頭葉の萎縮がはじまっているかもしれません。

いくつもの答えをつくり出すためには、思考のスイッチをどんどん切り替えていく必要がありますが、前頭葉が萎縮してしまうと柔軟な思考はできなくなります。

「70歳からの勉強」は、勉強法であると同時に、前頭葉を鍛える健康法でもあるのです。

熟年離婚になるのには理由がある

前頭葉の最大の敵は「ルーティン」です。正解がひとつとは限らない問題や予想外の出来事に対処するのが前頭葉ですから、**同じことを繰り返していて慣れっこになった状況がずっと続くと、前頭葉を使うチャンスが訪れないまま、脳の老化が加速してしまいます。**

このルーティンについて説明するときに、よく私が挙げる例が「恋愛」です。昨今、同居期間20年以上の、いわゆる「熟年離婚」が増えているそうです。厚生労働省の統計（２０２０年）によると、全体の離婚件数のうち２割以上が熟年離婚でした。

熟年離婚の割合が増加している背景として、女性の社会進出や年金の分割など社会経済的な理由はよく知られています。しかし、これとは別に、男女の身体的な差について、ひとつ知っておくべきことがあります。

男性は、加齢によって男性ホルモンの分泌が減ります。男性ホルモンが減ると、どんどん意欲を失っていきます。一方、女性は閉経後、男性ホルモンが増えるので、以前より元気で活動的になる人が多いのです。

すると、必然的に夫婦ふたりで楽しむ機会も減り、一緒に暮らす意味も薄れてくるでしょう。

もし、夫婦のあいだでまともな会話がなくなって久しいというのであれば、熟年離婚の決断をするのも悪いことではありません。

だらだらと惰性で結婚生活を続けているだけという状態は、前頭葉にも多大なストレスをかけて老化を早めます。

マンネリに慣れるよりも、いっそ婚姻関係の解消を検討してみるというのは、けっして悪いことではないと思います。

「シニア恋愛」を大いに楽しもう

味気ないルーティンと化した結婚生活は前頭葉の敵ですが、**シニアの恋愛は前頭葉を元気にします。**

恋愛は、展開の読めない出来事の連続です。相手を観察して好みや気分を推し量ったり、身だしなみに気を配ったり、食事に誘うための店を検索したり、ケンカのあとに謝るきっかけを探したり。正解がひとつではない問題ばかりです。

若いころなら恋愛マニュアルや雑誌の情報を頼りにするかもしれませんが、シニアの皆さんはそういった知識はすでに頭に入っていますし、経験知もそれなりにあります。

そうした**知識や経験＝コンテンツを臆せずアウトプットしていけば、若いころとは違う、シニア恋愛ならではの喜びやときめきが待っている**でしょう。

先の読めない状況で、どう振る舞えばいいのか。前頭葉をフル回転させながら、恋愛を楽しんでください。

シニア恋愛を大いにおすすめしたいと思いますね。

70歳からは「頭のよさ」より「楽しさ」が大切

私たちはこれまで、医学の進歩によって多くの病気を克服してきました。日本人の平均寿命はまだまだ延びていくでしょう。

たとえば近い将来、がんの治療法が発見されるのではないかという話も聞こえてきます。もし、がんを克服できたら平均寿命はさらに5年は延びるのではないでしょうか。いずれはiPS細胞に関する技術が、老化した臓器を若返らせることも可能にするでしょう。しかし、医学の進歩がどれだけ目覚ましくても、脳の老化を止めたり、脳を再生したりすることはできません。

ここで私が申し上げたいのは、私たちはただ健康でいられれば幸せなのだろうかということです。70歳を過ぎても健康である、それに甘んじているのはよいことなのでしょうか。

本書でおすすめする**「70歳からの勉強」は、楽しい生き方を探すための大切なスキルです。**人生後半を楽しめるような生き方を模索するための勉強です。

それまでの勉強の目的が「頭がよくなること＝知識を蓄えること」だったのが、**70歳からは楽しさを探す、つまり、よりよい人生を楽しむための勉強になる**のだと私は思っています。

最近、リスキリングの重要性が叫ばれるようになりました。リスキリングとは「DX（Digital Transformation＝デジタル技術の浸透によって社会変革を図ること）時代を迎えるなか、技術革新やビジネスモデルの変化に対応するために、新しい知識やスキルを学ぶこと」です。国はリスキリングに取り組む企業を支援し、社内でのリスキリングに積極的に投資する企業も増えています。

私は、高齢者こそがリスキリングに取り組むべきだと思っています。

世界最高齢のプログラマー、若宮正子さんは、

「高齢者もリスキリングして社会参加する必要があると思います。人生１００年時代です。学び続ければ、80〜90代でも社会貢献できます」

と語っています。若宮さんは現在87歳ですが、なんと81歳のときにiPhoneアプリを開発しました。アップル社ＣＥＯのティム・クック氏は自社イベントに若宮さんを招待しました。

社会貢献にはいろいろな形があります。「70歳からの勉強」は自分の好きなこと、**得意なことを伸ばすのに最適な勉強法です。そうして得た知見やスキルをアウトプットし続ければ、やがて社会貢献につながるでしょう。**

70歳からのボケない勉強法

目次

第1章 「70歳からの勉強」に必要な6つの基本スキル

第2章 「70歳からの勉強」のための7つの心構え

第3章 新現役時代に勉強を楽しむマインドセット

第4章 70歳からのボケない思考術

第5章 ボケないための和田式勉強法

第1章

「70歳からの勉強」に必要な6つの基本スキル

少し高めの目標をリスト化する

「できるかぎり、人生のピークを先延ばしする」

70歳からのライフデザインを描くとき、これがもっとも重要です。それまでの人生において到達した「高み」は、決してピーク（頂点）ではないのだと思わなければならないということです。

超長寿時代の人生を登山にたとえれば、そのルートは富士山のようなひとつの頂上を目指すものではなく、いくつもの峰（ピーク）からなる連山を踏破する登山ルートといっていいでしょう。

超長寿時代の今日、65歳で定年を迎えたとしても、さらに20年、30年の時間を生きる可能性はきわめて高いのです。このこと自体は、基本的には喜ばしいことではありますが、**決して「長いからいい」「長ければいい」ということではありません。その時間の「量」ではなく「質」が問題なのです。**ＱＯＬ（Quality Of Life＝生活の質）という言葉が、しばしば使われますが、このＱＯＬを維持する、いや、それ以上に高めることこそが、この超長寿時代を生きる私たちに求められているのです。

そのためには、「次のピークを目指す」マインドが必須です。

もうひとつ別の「高み」がある

では、「次のピーク」とはなんでしょうか。

新現役時代におけるピークを、これまでの人生で踏破してきたいくつかの到達点と単純に「高さ」という尺度で比較することはナンセンスです。

次のピークにトライするということは、たとえば、仕事のシーンにおいて、

「さらに年収を上げる」とか「さらに役職的序列の上位につく」「さらに社会的地位を高める」といったことではありません。

社会的制約、肉体的現実を含む「いまの自分」の条件を前提として、設定した目標に意欲的にトライし、努力を重ねて、自分の納得できる成果を上げることがテーマなのです。これまでの「高み」との数字的比較はまったく不要です。

新しい知識、技術の習得のために必要なのが勉強なのです。

勉強によって得られた新しい知識、技術が「新動力」となって、新現役時代の「新しい自分」という「もうひとつ別の高み」に導いてくれるでしょう。

勉強こそが「新動力」を育てることができる

クルマを運転する方なら誰でもご存じでしょうが、「惰力」という言葉があります。

下り坂などで、クルマのアクセルから足を離し、それまで走ってきた勢いだけで進みます。このこれまでの勢いが「惰力」です。

自転車も同じです。

懸命にペダルをこいで進んだ後、疲れたからとこぐのをやめても、しばらくは「惰力」で進みます。

しかし、この「惰力」はそう長くはつづきません。

前に進もうと考えたら、クルマならアクセルを踏み直さなければなりませんし、自転車も脚を動かさなければ止まってしまいます。

「惰力」は、一瞬は人をラクにしてくれますが、動力として考えると、長く続かない、力が弱いという決定的な限界と欠陥があるのです。

仕事であれ、趣味であれ、重要なのはトライすることなのですが、成果を上げるためには、新しい知識、技術が必要です。

「60代、70代は下り坂なのだから、惰力だけで十分」

そう考える人もいるかもしれません。

しかし、長い下り坂にも危険は存在します。小さな障害物もあるでしょう。ラクだからと油断していれば、イザというときにブレーキが間に合わなくなるかもしれません。

断言します。**新現役時代を豊かで充実したものにするには、「惰力」ではなく、「新動力」が必要なのです。それは勉強によってしか得られません。**

「やることリスト」で「好奇心」を脳に定着させる

では、どうやって新動力を養うか。

その契機となるのが「好奇心」です。

いくつになっても、生きていれば「あれ、なんだろう?」「見てみたいな」「会ってみたいな」「知りたいな」「やってみたいな」「行ってみたいな」というさまざまな好奇心が日々芽生えているはずです。しかし、何もしなければ、まず忘れてしまいます。

「内容は忘れたけど、何か感じた」と覚えていればまだいいのですが、「感じた」という事実さえ忘れ去られてしまいます。

せっかくの新動力のもととなる好奇心です。それが忘れ去られることを防ぐために、言語化、つまり書き留めておきましょう。

ほかの項でも述べていますが、入力された情報（○○したいという感情も情報です）を、脳に定着させるためには、言語化することが必要です。言葉として口にするのも有効ですが、しっかりと定着するためには、言語化して書き留める形での出力が必要です。

自己啓発関連の書物では「やることリスト（＝to do list）」と呼ばれるものです。このようにメモの形で残しておくといいでしょう。

・ユーチューバーになる
・大学の聴講生になる
・ZOOMで海外にいる子どもと話す
・30年ぶりに生まれ故郷に帰る
・クラゲ水族館に行く
・JRの豪華観光列車の旅をする
・毛ガニを北海道で飽きるほど食べる
・JRAの全競馬場に行く
・東京マラソンで走る
・心理療法の勉強をする
・ロマネコンティを飲む
・二科展に自分の絵を応募する

・小説の新人賞に応募する
・フランス語を習う
・北陸の高級すし店で旬の魚を食べる
・漢検の1級に挑戦する
・銀座の有名クラブに飲みに行く
・オーダーメイドのシャツを作る
・初恋の人に会いに行く
・区会議員選挙に立候補する
・落語の「寿限無」を覚える……

人によって叶えたいことは千差万別です。それを、このようにリスト化します。そのうえで、どれだけ時間や費用が必要かを具体的に考えて、実現に向けた計画を練りましょう。

「絵に描《か》いた餅」ではなく、1年間に3つとか5つとか、少しがんばれば実現可能な範囲での計画作りがいいでしょう。3年、5年というスパンで次々に実現していきます。

こうしたリストを部屋の壁に貼ったり、手帳に書き留めておいたりして、確実にトライします。

私自身、映画作りがライフワークですが、構想の設定、シナリオ作成、費用の問題など、実現はそう簡単なことではありません。ですから、実現に向けて、課題をひとつずつクリアしていかなければなりません。そのために「やることリスト」は欠かせません。

仕事に関することであれ、趣味に関することであれ、**新たなトライは勉強そのものです。そこで得られた知識、スキル、あるいは雑学、雑感が、新現役時代の新動力になるのだと私は確信しています。**

「めんどうくさい」を封印して、とことん調べる

「あんなにオシャレだったのに、最近、変わった」

「きれい好きだったのに、部屋は散らかっているし、見た目にも清潔さがなくなった」

家族の声を聞くと、軽度認知障害（ＭＣＩ）や認知症と診断された高齢者には、こうした変化が見られます。オシャレや清潔さに対するこだわりが、次第に薄くなっていった結果です。

新現役時代を充実させる妨げになる感情があります。

それは、この「めんどうくさい」です。オシャレや清潔さへのこだわりがなくなってしまうのも、この「めんどうくさい」に負けてしまうのが原因です。

「はじめに」でも述べていますが、健康脳寿命を維持するために欠かせないのが脳を悩ませることです。でも、若いころからこだわっていたオシャレや清潔さを保つことは、当然のことながら、少なからず脳を悩ませることになります。

しかし、加齢とともに、それを「めんどうくさい」といって脳にラクをさせてしまうようになる。もちろん、さらにこれまで続けていたルーティン、たとえば新聞の購読、読書、趣味などもめんどうくさくなってしまいます。

「ヘルスリテラシー」も、勉強の大きなテーマ

勉強にとって、この「めんどうくさい」という感情は大きなマイナス要因です。なぜなら、「調べる」ということが難しくなってしまうからです。

仕事のシーンでもいえることですが、「調べる」という行為は、勉強の原点です。

たとえば、あなたが健康に不安を抱いたとしましょう。新現役時代においては、健康は勉強の大きなテーマです。

「胸がドキドキする」と感じれば、血圧を測定する人も多いでしょう。「下腹部に違和感がある」と感じれば、家にある家庭用の医学書を開いたり、パソコンやスマホで「下腹部の痛み」と検索して、不調の原因を探ったりするはずです。

インターネットで検索して、いくつかの項目を見てみると、便秘、生理痛、急性虫垂炎、膀胱炎、前立腺炎、膀胱結石、虚血性腸炎、過敏性腸症候群など、多くの病名が目に入ってきます。

これで、自分がどんな病気の可能性があるのか推論できる材料を選別できます。さらに、どんな病院に行けばいいのか、どんな医者がいいのかを決める材料も得られます。

「すぐに医者に行けばいい」

そんな声も聞こえてきそうです。しかし、私はそうは思いません。

最近、「ヘルスリテラシー」という言葉を目にするようになってきました。簡単にいえば、医療や健康についての情報を探り、どれが信頼できる情報を判断して、自分の健康維持や病気の治療に活用する能力のことです。

さまざまなメディアで、私たちは数えきれないほどの健康情報、医療情報を得ることができます。信頼に足る情報もありますが、なかには医者である私がはじめて目にして「?」と感じてしまう情報もあります。

家庭薬やサプリメントの購入に誘導するような情報、エビデンス(科学的根拠、検証結果、臨床結果に基づく根拠)の乏しい情報も少なくありません。

検査技術、治療方法が多様化している今日、医療を受ける側も一定の健康・医療情報に基づいた選択眼、つまりはヘルスリテラシーを身につけるべきでしょう。

ヘルスリテラシーが欠けていれば、医者をはじめとする医療従事者に正しい情報を伝達できず、場合によっては敏速かつ的確な治療を受ける機会をなくすことになりかねません。

その意味でも、超長寿時代を生きる私たちは、自分の健康について「調べる力」、そして健康についての「勉強」が求められているといってもいいかもしれません。健康あっての新現役時代なのですから。

効率的な調べ方を身につける

もちろん「調べる力」の重要性は、ヘルスリテラシーに関する勉強にかぎったことではありません。

仕事、趣味、ライフワークの充実化には欠かせないスキルです。

「経理の経験を生かす仕事は？」「いまの体力に合ったゴルフクラブは？」「リーズナブルな値段で美味しいワインは？」「高齢者に優しい旅行プランは？」「保護犬を飼う方法は？」「どんなボランティアがあるのか？」……。

人によってはさまざまでしょうが、願望、意欲を実現化するためのトライには、たしかな情報の獲得が欠かせません。調べ方、探し方にも工夫が必要です。

・何が足りないかを明確にする
・調べるテーマをより具体的に整理する

こうした作業に必要なのは、まず「めんどうくさい」を封印することです。インターネットで検索する際にも、めんどうくさがらずに何回かトライを重ねれば、求めている情報にピンポイントでヒットするキーワードの選び方も自然に身につきます。

新現役時代は決して短くはないものの、効率的に生きるに越したことはありません。やみくもにトライするのではなく、「調べる力」を駆使して合理的なアプローチを心がける。これが頭のいい方法なのです。

経験知をいかして文章力を磨く

「どういう言葉でものごとを語り、どういう文章を書くか」

仕事のシーンなら、取引相手への挨拶状、アポイントを取るための連絡メール、企画提案書など、さまざまな文章を書かなくてはなりません。

ただし、詩や小説を書くわけではありませんから、とくに文才が求められるわけではありません。とはいえ、文章はその人の仕事のスキル、性格、常識、教養などが伝わりやすいものです。

会話などにおいてはスルーされることはありますが、文章となると、たった一語の稚拙な言葉、間違った尊敬語、謙譲語などで、相手からの信頼を損ねてしまう可能性もあります。

そうしたミスを防ぐためにはどうすればいいのでしょうか。

型にはまった文章を何回も書く

これしかありません。

新現役時代を生きる世代であれば、一定の経験知がありますから、改めて入門書を読む必要などはないでしょう。

しかし、もしあなたが文章を書くことを苦手にしているなら、自分に合った参考書を読むのもいいかもしれません。

また、同僚、上司の書いた文章、あるいは取り引き先から送られてきた文章を参考に「これだ」と思うものを真似るのもいいでしょう。

読み手から評価される文章の特徴は「コンパクトでわかりやすく、趣旨が明確」であることです。私自身の経験でいえば、送られてくる手紙やメールには、失礼のないようにと考えるのか、ばか丁寧な言い回しや過剰な敬語によって、ストレスを感じてしまうことがあります。

①問題提起（依頼、提案）
②趣旨説明
③結論

仕事上のいい文章の書き方は、この3要素が秩序正しくコンパクトにまとめられていることでしょう。これは、別の項で述べた企画提案書の書き方と同様なのです。

さらに忘れてならないのが、「タイトル」、あるいは必要に応じて「見出し」をつけることです。

読み手にとって、「短時間で読めて、わかりやすい」を最優先しなければなりません。この骨格は、趣味やライフワークにおける文章作りにおいても基本的には同様です。

短いコラム、エッセイは絶好の教材

型にはまった文章とは別に、オリジナリティを織り込んだ文章を書かなければならないシーン、あるいは書きたくなるシーンもあるでしょう。

もともと文章を書くことに自信のある人はともかく、そうではない人の文章術アップはどうすればいいでしょうか。

私がおすすめするのが以下の２つの方法です。

①新聞の「一面コラム」の文章を参考にする

②好きな作家、エッセイストを見つけて、そのエッセイを参考にする

私自身、いまの新聞についてはおおむね批判的な立場ではありますが、こと文章作りの参考にするのであれば、各新聞の一面コラムは手軽でしょう。

朝日新聞であれば「天声人語」、読売新聞なら「編集手帳」、毎日新聞なら「余録」といった看板コラムは、主張への異論反論はともかくとして、各社のベテラン記者が書いており、字数も８００字程度で簡単に読めます。そこで参考になるのが文章のリズム、起承転結の巧みさです。

また、月刊誌、週刊誌の連載コラム、さまざまなウェブサイトのコラムやエッセイなど、自分の好みに合ったものを選んで、自分の文章作りの参考にするのもいいでしょう。

こうしたルーティンをつづけることは、文章作りのスキルアップだけではなく、論理的思考力のアップにもつながることは間違いありません。また、これらの音読も効果的です。

自分自身をモニタリングする習慣をつける

勉強の効率性をあげるために、ジャンル別に「コンシエルジュ」的な人を持つことが重要です。

コンシエルジュがなぜ重要かといえば、次の5つのポイントがあげられます。

- 自分が知らなかったことを教えてくれる
- 事実誤認を指摘してくれる
- 推論・仮説の「歪み」を指摘してくれる
- 修正方法の問題点を指摘してくれる
- 問題解決の新たな方法を提示してくれる

つまり、これまでの自分にはない視点、発想を提供してくれることで、勉強の効率性を高めてくれるのです。

しかし、どうしても自分では解決できないことは別として、あらゆることでコンシェルジュに問い合わせるわけにはいきません。できることなら、自分の頭の中にコンシェルジュを育てたいものです。

「本当に頭のいい人」に備わっている能力

それを可能にするのが「メタ認知（Meta cognition）」かもしれません。

私は多くのほかの著書のなかでも、「メタ認知」の重要性を説いています。「メタ認知」とは、アメリカの心理学者であるジョン・H・フラベルが提唱した心理学用語です。

「メタ」とは、「超える」とか「高次の」といった意味を持つ接頭語です。「メタ認知」には、自分が認知していることを俯瞰的、客観的に認知することをいいます。

もっとわかりやすくいえば、「認知している自分を認知する」ということです。見方を変えれば、「認知していない自分を認知する」ということにもつながります。

一般的に「頭がいい」とか「仕事ができる」と評される人は、この「メタ認知」の働きがいいと考えがちです。

しかし、そんな人でも「認知の歪み」がないわけではありません。自分に自信がある分、自分の考え方の正当性に固執したり、感情に翻弄されて誤った判断をしてしまったりすることが少なくありません。

本当に「頭がいい人」「仕事ができる人」は、たとえば以下のように自問する習慣があります。

- 自分の感情に左右されていないか
- 仮説・推論に間違いはないか
- 事実誤認はないか
- これまでの得た知識にとらわれていないか
- 自分の都合を優先していないか

たとえば、こうした視点を保有することが「メタ認知」のひとつの形です。

これは自分が無意識、あるいは意識的に行っている認知活動に対して、一段上というか俯瞰的、客観的な視線で認知活動を行うことを意味します。

仕事のシーンはもちろんこと、新現役時代のさまざまな勉強においてのミスを防ぐだけでなく、効率性向上に役立つものです。

「待てよ」で「メタ認知」を始動させる

アメリカの心理学者ロジャー・ブラウンは、問題解決に不可欠な「メタ認知」について「自分の能力限界の予測」「問題点の整理」「適切な解決法の予測」「点検とモニタリング」「判断」などに分類しています。

繰り返しになりますが、的確な認識をもとに、的確な決断と実行を行うためには、つねに以下のような「メタ認知」を忘れないことが重要です。

「認知していることを認知する」⇕「認知していないことを認知する」
「認知している自分を認知する」⇕「認知していない自分を認知する」

一時的な感情に翻弄されず、「待てよ」と「メタ認知」を始動させることが、「本当の頭のよさ」だと肝に銘じましょう。

感情をコントロールして「メタ認知」をオンにする

「待てよ」と自分を客観視する「メタ認知」について、もう少しわかりやすく説明しましょう。

「メタ認知」のプロセスとして、まず「モニタリング」があります。これは、自分の中に自分を映し出すカメラの目線をもつことからはじまります。

- いま自分は怒っている
- 論理が破綻している
- 経験則を絶対視している
- 若い人の意見は間違っている
- 彼の主張は間違っている

・選択肢はほかにない

たとえば、こうした状態にある自分にフォーカスしたカメラ目線をオンにして、自分をモニタリングしてみましょう。すると、自分の考え方や行動を客観的、批判的に観察することが可能になります。

そして、以下のような思考が芽生えます。

・いま自分は怒っている➡冷静さを取り戻そう
・論理が破綻している➡論理を構築し直そう
・経験則を絶対視している➡これは未経験のシチュエーションだ
・若い人の意見は間違っている➡自分の理解力が不足している
・彼の主張は間違っている➡じつは彼を嫌いなだけなのだ
・選択肢はほかにない➡いろいろな選択肢を考え出そう

俳優のように実際のモニター映像を見ることはできませんが、自分の頭の中に自分を映し出すモニターを持つ。

仕事であれ、趣味であれ、「メタ認知」によってパフォーマンスを高めることが可能になるのです。

メタ認知起動に欠かせない2つのポイント

では、こうしたメタ認知がうまく働くようにするためには、どうすればいいのでしょうか。なによりも欠かせないのが、次の2つです。

①感情のコントロール
②他者とのコミュニケーション

なんであれ、失敗したり、困難に陥ったりしたとき、いちばん避けなければならないのが、怒りや辛さの感情に翻弄されてしまうことです。

そうならないために、心がけておきたいのが怒りや辛さの原因となった事実関係を言葉で表現することです。

・商談相手にこちらの意図を何度も説明したが、どうしても理解してもらえず、怒りがおさまらなかった

・間違いなく会社の利益を生むと確信して提案したが、まったく相手にされず却下され、無力感に襲われた

・ボランティアでがんばったのに、偽善者呼ばわりされて悲しい

たとえば、感情に翻弄される前に、こんなふうに言語化（①）してみましょう。

そして、同僚、仲間、家族などに冷静に話し、客観的な事実を共有（②）してみます。

こうしたコミュニケーションを通じて、失敗の原因、困難に陥った原因などを冷静に探るのです。

自分、あるいは相手の過去の成功、失敗のエピソードから、解決のヒントが生まれることもあるでしょう。場合によっては、自分の改善点のサジェスチョンなど、第三者による「メタ認知」効果が得られるかもしれません。

年齢に関係なくＩＴは必須スキル

新現役時代を充実した時間にするために、パソコンやスマホでのＩＴのスキルが必要であることは間違いありません。

「いまさら、めんどうくさいことは覚えたくない」

そう考える方がおられるかもしれません。

慣れるまでには若干の時間を要しますし、覚えなくてはならないこともありますから、めんどうくさいのはたしかなのですが、そのめんどうくささの先に間違いなく「便利」があります。

ここで、亡くなられたテレビ司会者、大橋巨泉さんのパソコンにまつわるエピソードを紹介します。彼の著書のなかで書かれていた実話です。

大橋巨泉さんはご存じの通り、生前、司会者としてテレビの草創期から全盛期をリードしただけでなく、ジャズ評論家、競馬評論家、放送作家、俳人、時事評論家、実業家として幅広い活動をされていました。また、一時期、参議院議員も務めたこともありました。

彼のマルチな生き方は、新現役時代を生きる世代のお手本にもなり得るものです。その大胆な発言や独特の物腰から、人によっては、好き嫌いや評価が大きく分かれる人物だったことは事実です。しかし生涯を通じて、新しいことへの関心とそれにトライするマインドは旺盛でした。

そんな大橋さんですが、ことパソコンに関してだけは、はじめのころはまったく関心を抱かなかったそうです。

大橋さんは、自身のお嬢さんのアメリカ人の夫から、パソコンを使うよう強く勧められたのですが、トライしようとはしませんでした。

「今回の人生はパソコンはやらない。次の人生にとっておく」

彼らしいそんな趣旨の言葉で、義理の息子の勧めに応じようとはしませんでした。

大橋巨泉さんは還暦を過ぎてパソコン技術を習得した

しかし、当時、パソコン先進国であったアメリカ生まれの義理の息子は諦めませんでした。パソコンを使ってみるよう何度も熱心に進言した結果、大橋さんもパソコンにトライしはじめたのです。

大橋さん、パソコンにトライしてみると、そのおもしろさ、便利さに驚きます。新しもの好きで、柔軟な対応力を持つ大橋さんですから、あっという間にパソコン操作のスキルもアップ。82歳で亡くなるまでパソコンで原稿執筆をされていたようです。

もし、ご存命であれば、大好きな競馬の楽しみ方も変わっていたでしょう。競馬ファンなら誰でも知っていることですが、中央競馬会（ＪＲＡ）の馬券はもちろん、地方競馬の馬券もネットで購入できます。

また大橋さんは、アメリカの野球やアメリカンフットボール、バスケットボールにも造詣が深く、英語も堪能でした。ですので、リアルタイムでそれらの情報を得たり、ユーチューブでスポーツ関連プログラムやジャズ界の情報などを楽しんだりすることができたでしょう。

私の印象では、おそらく新しいことが好きな大橋さんでしたから、自らブログやユーチューブチャンネルを開設して、メッセージを発信していたに違いありません。

大橋さんは、50代での「セミリタイア」を宣言して話題になりました。

あくまで想像ですが、もし現在のようにＩＴが進歩していたら、セミリタイア生活を送りながらＩＴを駆使して、さまざまなメッセージ発信を続けていたのではないでしょうか。

パソコン教室でスキルアップ

今後もＩＴの世界では、さまざまなサービスや関連ソフトが新たに開発されるでしょう。

ＩＴスキルが現役時代における勉強の成果の重要なカギを握ることは間違いありません。

このスキルアップに欠かせないのが、前述したＩＴコンシェルジュの存在ですが、それとは別に、講習会などで徹底的に学ぶ方法もあります。

ネットで「パソコン教室」と検索すれば（あるいは検索してもらう）、無料あるいは有料のパソコン教室情報がいろいろと表示されます。そこから、自分に合った教室を選ぶのもいいでしょう。

また、ハローワークが窓口になって国、各自治体が運営する教室を紹介してくれるサービスもあります。ただし、こちらの教室は主に求職者を対象にしているもので、受講には一定の条件が必要です。

もし条件を満たしていれば、新現役時代の職探しをしながら、ITスキルを身につけることが可能なのです。しかし、趣味やライフワークのためのものではなく、あくまで職業訓練の一環と位置付けられていますから、受講するためにはかなり厳しいルールが課せられています。しかし、教材費は有料ですが、受講料は無料です。

いずれにせよ、いくつになっても「今回の人生」でITスキルを身につけておけば、人生を豊かにしてくれることは間違いないでしょう。

ネットで「ぶらり講座探し」はいかが？

「何かを勉強したい気持ちはあるけれど、その何かが見つからない」

新現役時代を迎えた方々のなかには、そんな方もおられるかもしれません。

「ネットサーフィン」という言葉があります。

そんな方には、ネットでピンとくる情報を探るのもいいかもしれません。

最近ではあまり使われなくなった言葉ですが、インターネットで、とくに目的もないまま次から次へとサイトを閲覧する行為をいいます。所在ないままにテレビのリモコンを操作して、おもしろそうなテレビ番組を探すことがありますが、そのインターネット版ともいえる行為です。

このネットサーフィンで、たとえば「高齢者の学び」「学び直し」「カルチャーセンター」「高齢者の通信教育」などと、思いつくままに検索ワードを入力すると、さまざまな情報がヒットします。

たとえば「カルチャーセンター」という言葉で検索すると、全国で展開しているカルチャーセンターの細かな情報を得ることができます。

カルチャーセンターの種類もとても多く、そこで開かれている講座も多種多様で「エッ、こんな講座もあるの?」と驚いてしまうようなものもあります。

まずは自分に合った「お試し講座」にトライ

また「大人の勉強」を検索すると、さまざまな講座が見つかるはずです。興味が持てそうな講座が見つかったら、それぞれのホームページで詳しい講座内容を調べていただきたいと思います。

自治体をはじめとする公的機関や大学、民間企業などで「大人の学習講座」を開催している団体は多岐にわたっています。

講座の頻度や期間、授業料の有無、授業形態（オンラインのみもある）などもそれぞれですから、ホームページでじっくり検討することが大切です。ネット上では代表的なものとして次のような講座が検索できます。

【放送大学】 テレビやラジオ、インターネットでも学べる通信制大学。大卒資格をはじめ看護師国家試験の受験資格、認定心理士、学芸員などの資格取得が可能。

【NHKカルチャーセンター】 歴史、文化、芸術、スポーツなど、あらゆるジャンルの教養講座があり、ほとんどがオンラインで行われている。また全国26教室では講師による対面授業も受けられる。

【朝日カルチャーセンター】朝日新聞社と旅行会社のＪＴＢが手掛けるカルチャーセンター。趣味、語学、教養など幅広い講習をオンラインで受講できる。また新宿、横浜、名古屋、京都などに教室があり、大学教授などの講師が対面授業を行っている。

【文教学院大学】文芸、健康・心理、語学、実務・資格などの講座があり、リモートで実施されている。そのほかにも生涯学習を支援している大学が多い。

【東京リカレントナビ】「学び直し」をサポートするために東京都が開いたサイト。ビジネスから語学、医療・福祉といった幅広い講習が受けられる。資格取得のカリキュラムも多い。ほかにも多くの地方自治体が生涯学習を支援している。

【メトロ歴史教室】東京メトログループの関連団体・メトロ文化財団が実施し

ている教室。専門の解説者とともに都内の名所旧跡などを探訪する。美術館探訪やオンラインでのコンサートなども企画されている。そのほか、企業が実施、支援している生涯学習プログラムも数多い。

これらは、ネットで得られる情報のほんのごく一部にすぎません。

「オッ、これはおもしろそうだ」という情報を見つけたら、資料を請求したり、直接問い合わせたりしてみてはいかがでしょうか。

有料の講座もありますが、無料のものも数多くあります。まず、一歩踏み出してみてください。

また、市町村役場、あるいは区役所などの掲示板でも、講演会、講座の情報を見つけることができます。

第2章

「70歳からの勉強」のための7つの心構え

脳内にいる「好奇心」旺盛な生徒を目覚めさせる

「アレ、なんだろう?」
「この人、何が言いたいんだろうか」
「〇〇って、なんのこと?」

誰でも普通に暮らしていれば、頭の中で数えきれないほどこういう経験をします。

けれども、差し当たって仕事に無関係であったり、暮らしに支障をきたしたりすることでもないかぎり、ほとんどの場合は、こうした疑問はおざなりにされてしまいます。

ひと言でいって「どうでもいいこと」ならばこれでいいのですが、年を重ねると「どうでもいいこと」の範囲が広がってしまい、とくに新しい情報、新しいことへの関心が薄れていってしまいます。なぜなら新しさの理解には、「脳を悩ませる」ことが必要であり、それがめんどうくさくなってしまうからです。

新しいことへの好奇心は、脳を老化させないための原動力といってもいいでしょう。

しかし、その同じ自分の脳の中で好奇心を押さえつける力が働いているわけですから、脳という臓器は厄介といえば厄介です。脳という学校の中には、好奇心旺盛な生徒もいれば、すぐにあきて居眠りをしてしまう生徒もいるのですから。

老年精神医学に長く携わってきた私の立場からいえば、この新しいことに対して「めんどうくさい」で片づけることが習慣化すると、認知症発症のリスクを高める可能性があることは間違いありません。

ラクをさせれば、前頭葉の萎縮は止まらない

認知症にはさまざまなタイプがありますが、もっとも多いアルツハイマー型認知症の場合、脳の前頭葉から萎縮が進んでいきます。

この前頭葉は人の記憶や意欲と深く関わっている部位ですが、脳のほかの部位に比べて、もっとも老化が早いといわれています。

一般的に40代から、早い人では30代から前頭葉の萎縮ははじまります。しかし、問題となるような記憶障害、問題行動といった症状は、その時点では見られません。ただし、萎縮は確実にはじまっています。

では、その萎縮を進行させないためにどうすればいいのでしょうか。

とにかく前頭葉の血流を増やすことです。そのためには、新しいこと、新しい情報、新しい人との交流に関心を抱き、積極的にアプローチして「へぇ」「なる

ほど」「おもしろい」など、感情面での刺激を経験することがきわめて有効です。

こうした自発的なトライが、前頭葉の働きを活性化していくのです。

ですから、街で変わったものを見かけたり、誰かの言葉にふと興味を抱いたり、聞いたことのない言葉に出合ったりしたとき、「どうでもいい」とスルーしてしまったのでは、脳にラクをさせてしまうことになります。ラクをさせると前頭葉の老化をストップさせることはできないのです。

なによりも、「!?」とサインを送ってくれた脳の中の好奇心旺盛な生徒に失礼です。

居眠り好きであきっぽい生徒の声に惑わされてはいけません。脳が求める「勉強の機会」、つまり、せっかく芽生えた好奇心を無駄にしてしまうことになるのですから。

会話は脳を活性化するアウトプットの大切な場

「変わった人だな。おもしろそうだ」

初対面の人にそのように感じることはありませんか。

しかし、ときには「変わった人だから、好きになれない」という印象をもって距離を置いてしまうこともあるでしょう。

このちょっとした違いで、人間関係の広がりで大きな差が生まれます。

自分の経験則や常識にかなわないからと人を遠ざけてしまっていては、脳はどんどん固くなっていくばかりなのです。

最近では、仕事のシーンでもプライベートのシーンでも、他人との接触を避けたがる人が増えているようです。

私自身も超多忙な日々を送っていますから、仕事の用件であってもできることなら人に会わずにすませたいと思うこともあります。ただそう思うだけで、実際に他人との接触を拒むことはありません。

私はワイン好きで、ワイン仲間の集まる会が開かれるとなれば、無理やりでもスケジュールのやりくりをして参加します。たとえ仕事が入っていても、早めに切り上げたりします。

そこではワイン談議が中心になりますし、ときにはかなり真面目なテーマについて議論が交わされることもありますが、たわいもない会話がほとんどです。


しかし、予期せぬ「副産物」もあります。

それは、新しい人との出会いです。そして、そこでの会話のなかで生まれるさまざまな驚き、感動、発見、疑問、そして仕事や趣味に関するプランやヒントです。

人間の脳はじつに不思議なものです。**人と話をしていると、なんの脈絡もなく「!」や「?」や「!?」が頭に浮かびます。まさに、言語化された理性的認識ではなく、言語化される以前の感性的認識と表現できる現象です。**

じつは、これが勉強の「きっかけ」になることが少なくないのです。

「入力と出力」こそが記憶を定着させる

こうした「!」や「?」や「!?」のインパクトには強弱があります。

それが強ければ、とくに意識しなくとも脳に残りますから、後になってそれを明確に言語化することが可能です。しかし、インパクトが弱ければ、放っておけばあとかたもなく消えてしまいます。

ただ、インパクトの強弱にかかわらず、言葉にして発することで脳に定着させることができるのです。

つまり、感性的認識として入力（インプット）された情報を、出力（アウトプット）することによって記憶として留めることができるのです。

もちろん、会話ですから、きちんとした文章ではありません。それでもいいのです。

キーワードになるような単語を1つ、2つ他人に対して口にしておくだけでも、その認識のアウトラインは脳に残ります。

こうした認識のなかには、仕事や趣味のほか、自分の考え方や生き方に対して生産的に反映できる情報も含まれます。

「上司への提案はAさんのようにやればいいのか」「あの馬は休み明けに勝つタイプなのか」「ベジタリアンとビーガンは同じだと思っていた」「血圧に神経質になる必要はないんだな」といったように、会話のなかでアウトプットしておけば、ほとんどの場合、忘れてしまうことはないでしょう。

「!」「?」「!?」と脳の活性化の関係

こうした情報の入力と出力は、直接人と会って会話することでのみ可能です。

「人に会わなくたって、そんなことはできるだろう」

そう考える人嫌いの人もいるかもしれません。

たしかに、読書などでのひとりでやることでも「!」や「?」や「!?」は生まれます。ただ、他人との会話のなかで生まれるそれとは異なりますし、ひとり言でも続けないかぎり、出力行動は限定的です。単なる頭の中での「自問自答」にすぎないでしょう。

メモによる出力も有効ではあります。しかし、そのことと人との直接コンタクトをかたくなに避けようとすることとは、別の問題です。

また、会話による発語は脳の活性化には欠かせません。とくに高齢者の場合、発語機会の減少は脳の劣化につながります。

ひとり暮らしの高齢の親に久しぶりに会ったら、発語がスムーズでないことに驚いたという話はよく聞きます。

さらに、高齢者専門の病院に長く勤務していた私の経験として、気難しくて見舞客の少ない患者さんは、社交的な患者さんに比べて、認知症の進行が速いというのも事実です。これも発語機会の減少が大きく影響していると考えられます。

いずれせよ、他人との会話による「!」「?」「!?」の入力、そして言語化というプロセスは、勉強のきっかけであるだけでなく、認知症発症のリスクを軽減することにもつながるのです。

私自身、群れるような人間関係は好みません。とはいえ、本来、人間は社会的間接性のなかで生きているのですから、かたくなな人間嫌いは賢明な生き方ではないのでしょう。

生活にイレギュラーの要素を取り入れる

中高年が何かを学ぶ上で大切なのは義務感を持たず、学ぶプロセスを楽しむこと、と述べてきました。ところが「学びのスタートライン」にさえ立とうとしない人がいます。

作家の五木寛之さんには、人生をマラソンにたとえたエッセイがあります。そこで五木さんは、沿道で小旗を振って応援する人ではなく、いつまでもマラソンランナーでいたい、と述べていました。

つねに現役でいたいという意欲を象徴しているのでしょう。

実際のマラソンレースで小旗を振る人はともかくとして、物事において、「走ろう＝学ぼう」という意欲がないためにもっぱら傍観者になっている。私はその

郵 便 は が き

切手を
お貼りください

105-0003

(受取人)
東京都港区西新橋2-23-1
3東洋海事ビル
(株)アスコム

70歳からの
ボケない勉強法

読者　係

本書をお買いあげ頂き、誠にありがとうございました。お手数ですが、今後の出版の参考のため各項目にご記入のうえ、弊社までご返送ください。

お名前	男・女	才
ご住所　〒		
Tel	E-mail	
この本の満足度は何％ですか？		％
今後、著者や新刊に関する情報、新企画へのアンケート、セミナーのご案内などを郵送またはeメールにて送付させていただいてもよろしいでしょうか？ □はい　□いいえ		

返送いただいた方の中から**抽選で3名**の方に
図書カード3000円分をプレゼントさせていただきます。

当選の発表はプレゼント商品の発送をもって代えさせていただきます。
※ご記入いただいた個人情報はプレゼントの発送以外に利用することはありません。
※本書へのご意見・ご感想およびその要旨に関しては、本書の広告などに文面を掲載させていただく場合がございます。

●本書へのご意見・ご感想をお聞かせください。

ご協力ありがとうございました。

ような人を「ボー観者」と呼んでいます。ボーッと見るだけの人という意味です。彼らは、間違いなく新現役時代を寂しいものにしてしまうでしょう。

「ボー観者」の基本スタイルは、１００％受け身です。

このスタイルの問題点は、「あれ？」「へえー！」と感じても、ほとんどの場合、得られた入力情報に対して思考を巡らせ、そのことを記録したり、他人に発言したりする出力行為がありません。

自分が感知したせっかくの情報もただ頭の中を通過するだけ。脳の中に定着することなく消滅してしまいます。

こうしたスタイルは、「もっと見てみよう」「さらに聞いてみよう」といった新しいことへの積極的なアプローチの芽を摘むことになります。

何かを試そうという感情が弱くなってしまうわけですから、当然、外出（＝移動）、人との会話の機会も減ります。足腰の筋肉量も相応に減少してきます。

60代、70代になり、意欲の低下を自覚しても、日常生活に支障がないと高をくくり、「年だから」とそうした現実から目をそらすようになります。

こうした意欲の低下傾向は放ったままにしておけば、どんどん悪化していきます。

ボー観は「勉強」の大きな阻害要因なのです。

生活に「イレギュラー」の要素を取り込む

では、意欲の低下をストップさせるためはどうすればいいのでしょうか。まず、その原因を考えてみましょう。

意欲低下の大きな原因のひとつに「生活ルーティン」の定着が挙げられます。

こうした傾向は、年を重ねるごとに強まります。

毎日、同じ時間に起きて、食事をして、散歩をして、新聞や本を読む、スマホを見る……。いってみれば、こうしたレギュラーメンバーだけしか登場しない日々では「意欲の素」もなかなか生まれません。

イレギュラーの要素を取り込むことで、生活が活性化します。イレギュラーの要素は、少なからず「勉強」を必要とします。結果として、脳の活性化を促すことにもつながるのです。

「意欲の素」には、積極的に「介入」する

イレギュラーの要素を取り込むとはどういうことでしょうか。

それは「試す」ことです。

ある中高年向けの雑誌に、66歳でピアノに再チャレンジした男性の記事が載っていました。その方は4歳から中学生までピアノを習っていましたが、自身の力

量に見切りをつけ、高校生でレッスンをやめたそうです。

多忙なサラリーマン生活からやや解放された50歳のとき、ピアノを再び弾いてみようと思ったのですが、困ったのが楽器選びです。本格的にピアノを演奏していたからこそ、アコースティックの「本物のピアノ」でなければ納得できなかったのです。

しかし、「本物のピアノ」は値段が張る上に、マンション暮らしでは音も気になります。そこで電子ピアノを試したそうですが「オモチャみたいでまったく弾く気にならなかった」と述べています。

ピアノ再チャレンジの道は閉ざされたように見えました。

ところが、それから十数年たったある日のことです。ふと立ち寄った楽器売り場で電子ピアノを試し弾きしてたいへん驚いたそうです。

「鍵盤にファーストタッチして、『これは!?』と思いました。たしかに微妙な差はありますが、それでも本物のピアノを弾いている感じがよみがえったのです。

ここまで技術が上がったのか、と感動しました」

価格は本物のピアノの10の1以下。こうして、いまは夜もヘッドフォンでピアノを楽しんでいる、と書かれていました。

「電子ピアノなんて」と「ボー観者」でいたら、新たな学びははじまっていなかったはずです。**「?」「!」と「意欲の素」が生まれたら、まずは試してみる。これが「脱ボー観者」の第一歩です。**

ちなみに「傍観」の反対語は「介入」。五感が察知した「意欲の素」に対して積極的に試す＝介入することが、意欲高揚の第一歩なのです。

ここで紹介した例は、ほぼ半世紀後の再チャレンジです。もちろん、まったく新しいことへのチャレンジをイレギュラーのプログラムにすることも、立派な介入であることは言うまでもありません。

「人生は実験だ」と思えばなんでもできる

脳にはやや困った「癖」があります。それは刺激に慣れやすいことで、年をとるほど脳は刺激に麻痺しやすい傾向があります。

若いころは「感動の時代」でした。映画、音楽、小説などから受ける刺激に、震えるほどの感動を覚えた経験を多くの人が持っているでしょう。「この作品に出会えた、この時代に生きていてよかった」と思うほど興奮したのは、若さの〝特権〟であり、それは刺激に敏感な柔らかい脳の「賜物」だったのです。

ところが年を重ねるにつれて、脳は少々のことでは刺激を感じにくくなっていきます。

私も若いころ、映画館からの帰り道、自分の将来や生き方について考えを巡らすほど脳に強い刺激を受けたことが何度もあります。

しかし、年をとると脳は刺激への反応が鈍くなります。評判の高い名作であっても琴線に触れることは稀で、「こんなものだろう」という感想に留まります。

刺激に対して脳が鈍感になることは、学ぼうとする心をスポイルする大きな原因になります。「新しいこと」「楽しいこと」を見つけたら、すぐにトライして、高いレベルの刺激をキープすることが重要です。「刺激度」が低いと脳は飽きてしまい、結果として勉強が続かないという事態を招いてしまうのです。

「失敗なんて怖くない」が実験成功の必須条件

脳に刺激を与え続けるためには「いままで経験したこともないこと」を意識的に探し、それを実行していくことです。それは日常的に「実験」を繰り返す作業ですが、とくに日本人にはこれが不得手な人が少なくありません。

実験といえば、小学生のときの理科の授業を思い出すでしょう。しかし、それは本当の意味での実験ではありませんでした。理科の授業の実験とは、あらかじめ想定される「結果」を手順に従って導き出す作業であり、それと同じ結果が出なければ「失敗」とされるからです。

本当の実験とは、失敗を恐れずにトライすることです。失敗を通じて新たな実験を組み立てていくことなのです。

発明王と称されたエジソンもこんな言葉を残しています。

「私には失敗の経験がない。1万通りのうまくいかない方法を見つけただけだ」

うまくいかない方法を実験で見つけてやろう、と思うくらいの気概が大切なのです。実際にチャレンジすることが脳に刺激を与え、学ぶ心を継続させるのです。

実験ですから年齢は関係ありません。むしろ「その年で、それをしますか」と呆れられるくらいのことにトライすべきなのです。

ハードルの低い実験からはじめよう

作家の北方謙三さんは1980年代に若者向けの雑誌『ホットドッグ・プレス』などにクルマの記事をずいぶん書いておられました。

その風貌から、若いころからクルマを乗り回していたイメージがありますが、じつは北方さんが免許を取得したのは34歳のときです。けっして〝生粋のカーマニア〟ではありませんでした。

クルマ好きの知人に聞いた話ですが、免許取りたての北方さんが購入したのはイタリアの名車マセラティとフランスの大衆車シトロエン2CVだったそうです。どちらもマニア垂涎《すいぜん》の自動車ですが、「手がかかる」ことでも有名です。

そんな2台をはじめての愛車に選んだのは、北方さんにとっての「実験」だったのではないかと思うのです。

自動車の楽しさを知りたい、マニアが夢中になる自動車の魅力を知りたい、という思いがこの2台を選ばせたのではないでしょうか。

マセラティに若葉マークをつけて運転する北方さんは、きっと楽しくておもしろかったに違いありません。

マセラティは故障が頻発したようですが、すぐに同じモデルを購入し、旧車を「部品取り」にしたそうですから、肝が据わっています。

結局、北方さんはその後の約30年間で、10台以上のマセラティを乗り継いだそうです。きっとマセラティに関しては、エジソンの言葉ではありませんが、「1万通りのうまくいかない方法」を見つけたはずです。

実験は脳にとって決してラクなことではありませんが、そこで得られた新たな刺激が「脳の寿命」を延ばしてくれるのです。

苦手を理由にして「勉強」から逃げない

あるイベントでお世話になった方に謝意を伝えようと、いただいた名刺に印刷されたメールアドレスにメッセージを送りました。

その際、ちょっと尋ねたいこともあったので、その旨も加えたのですが、数カ月たってもなんの返信もありませんでした。

「病気にでも……」と心配していたのですが、1年ほどたったある日、別のイベントで再会する機会がありました。

彼はとても元気そうでした。とりあえず挨拶をすませてから、「メールでお尋ねした件ですが」と切り出すと、驚くような答えが返ってきました。

「いやぁ、私、メールはできないんです。苦手なもので……」

70代後半とはいえ、会社の代表を務める人です。そして、彼はこのように話を続けました。

「何かありましたら、オフィスに電話をいただけますか」

聞けば、オフィスのデスクにはパソコンもあるのですが、起動させることはまったくないとか。話の様子から携帯電話のメールもできないようでした。

「置き物です。パソコンがなくても困りませんから。アハハハ」

恥じる様子はまったくありません。

「あなたは困らなくても、まわりの人が困るでしょう」

そんな言葉が浮かびましたが、口にはしませんでした。

「だったら、名刺にメアドを入れなきゃいいのに」

というのが率直な感想でした。

2年後、その会社は倒産しました。

ひどいデジタル音痴は、時代に取り残される

「自分でパソコンを打つことはない」

以前、政府の「サイバーセキュリティ戦略本部」の重職を務める大臣が、国会でそう答えて、大きな批判を浴びたことがありました。また、経団連の会長執務室にはじめてパソコンが置かれたのも、同じころでした。

いまだに会社などでメールをはじめとするパソコン業務を、まわりの人間に丸投げする人もいます。立場上、それが許されるケースもあるのでしょうが、こうしたデジタル音痴の人たちは、間違いなく職場で敬遠されます。

職場で円滑な人間関係を築き、仕事をこなすためには、メールなどのコミュニケーションツールは欠かせないものになっています。

現在、スマホの普及によって、70代でデジタル音痴の人はきわめて少数と考えられます。それでも、なかにはスマホ、パソコンに見向きもしない人がいることはたしかです。

そうした人たちに共通するのが「苦手意識」です。

「苦手」を克服する人、克服できない人

「苦手意識」の克服は、勉強の成果を上げる際には欠かせないプロセスです。「苦手」というだけではすまされないケースとして、こんなエピソードを紹介しましょう。

私は学生時代、出版社でアルバイトをしていました。『週刊プレイボーイ』や『Can Cam』の編集部で取材や原稿書きをしていたのですが、当時は原稿も手書き、紙面をレイアウトするデザイナーも手書きでした。

印刷する文字も印刷会社の職人さんが、手書きの原稿を読みながら一文字ずつ活字を拾って文章を構成し、そこに写真植字や書き文字を組み合わせて、紙面の版を作り上げ印刷するスタイルでした。

その後、ワープロ、パソコンが登場して、原稿の執筆やデザインも手書きが少数派になっていきます。そのような流れにあって、「手書き派」から抜け出せない人たちは、仕事の場を失っていきました。

時代の変化を見て取ったライターやデザイナーは、早い時期にパソコン技術を習得し、仕事をつづけることができました。

私が知るかぎり、こうした時代の波に飲み込まれてしまった人の多くは「苦手意識」を克服できなかった人たちです。

ちなみに、ごく一部の有名作家はいまでも手書き原稿です。彼らはまだ需要があるのでしょうが、現在の印刷方法では、手書き原稿をデジタルデータに打ち込む作業が必要です。そして、それは担当編集者や専門技術者が行っているのです。

こうしたシーンは出版の世界にかぎったことではありません。

たとえば、医者の世界でも、かつては手書きだったカルテや処方箋はパソコンで入力するのが当たり前になっています。国内外を問わず、医学論文を読むのもインターネットを通じてが、ほとんどです。

それ以外にも、新開発の薬や医療機器の理解するために、医療関係者の人たちはさまざまな勉強が必要でしょう。その勉強にもインターネットは必須です。もちろん私自身、医者として生きていくためには、「苦手だ」などと言っていたら、時代に取り残されてしまいます。

いずれにせよ、「苦手」を封印しなければならないこともあるのです。

「まずは暗記」こそが70歳からの勉強の必須課題

「苦手意識」の克服には、どうすればいいのでしょうか。前項で触れたパソコンを例にとって話をしましょう。

あなたが右手の親指1本でしかキーボードの文字を打てないとしましょう。でも、それは気にすることはありません。たとえ1本の指だけでも、インターネットでの検索はできます。それよりも、大切なことがあります。

それは「遊び心」です。

かりにあなたが、東京在住で何年も郷里に帰ったことがないとしましょう。そして「〇〇県××郡▲▲町」の出身だとします。

まず、あなたはパソコンに向かい、インターネットをつなぎます。そして「▲▲町」と入力してみましょう。

画面には「▲▲町」に関連した項目がたくさん出てきます。とりあえず、いちばん目立つ「▲▲町役場」が作成しているホームページがあるので、そこをクリックしてみましょう。

そこには現在の町の様子、観光スポット、特産品、行事などが紹介されています。ほかにも「町長のメッセージ」もあるでしょう。そこであなたは発見するかもしれません。

「えっ。落ちこぼれだったあの同級生が町長なのか！」

さらに関連する項目をクリックしていけば、さまざまなおもしろい情報を見つけることができるでしょう。

このように遊び心でパソコンに接していれば、たとえ1本の指だけでキーボードを叩いていても、インターネットの便利さやおもしろさに気づくはずです。

「四の五の言わずに」覚えなければならないこともある

とにかく、勉強でなんらかの成果を得るためには、ラクなことばかりしていてはダメです。

ときには脳を悩ませるプログラムもこなさなければなりません。70歳になってからの新現役時代であっても、それは、若いころの勉強と同じです。

とくに必要なのが、自分がトライするジャンルの基礎的知識を、四の五の言わずに身につける覚悟です。

たとえば、趣味の将棋においての勉強を例にとりましょう。

将棋の実力を本当にアップさせたいと考えるなら、「居飛車」「振り飛車」をベースとした〝定跡〟をできるだけたくさん覚えなければなりません。

私自身、将棋にはそれほど詳しくはありません。それでも「居飛車」なら、「矢倉戦法」「角換わり」「横歩取り」、「振り飛車」なら「四間飛車」「三間飛車」「向かい飛車」ほか、いくつもの戦法があることは知っています。

将棋のセンスを持っているような人でも、これらの基本的戦法を、プロ棋士たちの対戦した記録である「棋譜」を見ながら覚えなければなりません。

こうしたプロセスにおいては、楽しいだけではすまされないそれなりの基礎学習が必要です。とりわけ大切なのが必要な基礎的知識を「詰め込む」こと。つまり「暗記」です。

趣味のことですから、それほど苦にならないことかもしれませんが、人によってはこの段階でイヤになって上達の道を閉ざしてしまうことがあるでしょう。

これは、囲碁、マージャンはもとより、音楽、料理、家庭菜園、盆栽など、ほかの趣味のすべてにも共通することです。

「暗記なんて、本当の勉強じゃない」

よく、したり顔でそんなことを口にする人がいますが、その人は本当の勉強をしたことのない人です。勉強は、まず暗記からはじまります。

考えてみれば簡単なことです。数学でいえば、九九のできない人が微分、積分などはもちろんのこと、因数分解さえできません。スポーツも同様です。野球でキャッチボールや素振りをいいかげんにやっていたら、うまい選手になれるはずもありません。

暗記で基本知識を頭に定着させる、反復練習で基本動作を体に覚えさせるということが、あらゆる勉強の必須条件です。

「基礎知識の詰め込み」のどこがいけないのか

1980年代、日本では「ゆとり教育」が脚光を浴びました。

当時の文部省が「知識量偏重型を是正し、思考力を鍛えることに重点をおく」という教育方針に舵を切ったのです。それまでは「詰め込み教育」であり、間違っているとの判断のもとでの決定でした。

その結果、日本の児童、生徒の著しい学力低下が生じました。2011年以降、その方針は見直されました。しかし、残念なことにその内容は当時批判された「詰め込み教育」時代の水準には戻されていません。

国際的に見ても、日本の児童、生徒の学力は低下傾向のままです。思考力の上昇を裏付けるデータもまったくありません。

こうした事実を考えてみても、勉強にとって「四の五の言わずに暗記する」というプロセスがいかに重要であるかがわかります。

新現役時代においては、仕事のシーンであれ、プライベートの趣味のシーンであれ、怠けず、余計なことを考えずに覚えなければならない知識、セオリーがあることを忘れてはなりません。

そうした勉強の先にしか、自分独自のものなどあり得ないのです。新しい自分に出会うために必要なプロセスです。


「型があるから型破りが出来る」

「型が無ければ単なる形無し」

十八代目中村勘三郎さんの言葉です。

どんな世界であっても基本的知識を「詰め込むこと」の大切さは共通するのでしょう。私は、この考えこそ豊かな新現役時代を生きるための必須課題だと考えています。

若者に教えを乞う姿勢を心がける

前項で、新しいトライには、基礎知識の習得が必要であることを述べました。もちろん、これはかなり退屈なプロセスであることは否定できません。

しかし、不真面目な態度こそ慎まなければなりませんが、努力、苦労、停滞、頓挫の局面であってもどこかでそれを楽しむ気持ちが大切です。

「楽しみながら学べといわれても、そう簡単じゃない」

新現役時代の仕事のシーンにおいては、勉強が、楽しみどころではないのはわかります。しかし、悲壮感に満ちた勉強は、かりに生活を左右するようなことであっても、好ましいものだと私は考えません。

では、どうすれば悲壮感を軽減できるのでしょうか。

それは、いかに年を重ねた人間であっても、自分は素人、初心者であることを受け入れること。それに尽きます。

悲壮感の根底にあるのは、「この年になって」「キャリアを積んできたのに」といった恥の意識、自負心があります。その心理はわからなくもありませんが、たとえば若い人に指導してもらうこととか、自分のキャリアが意味を持たないということは、それほど受け入れがたいことでしょうか。

ひと言でいえば「メンツ」の問題なのでしょうが、それは間違いなく新現役時代を不自由かつ不毛なものにしてしまう危険要因と認識しましょう。

映画監督として、たくさん教えてもらっている

かりに、新現役時代のあなたが、新しい仕事のシーンで、これまでは無縁だった知識の習得を求められたとしましょう。仕事の合間を縫って教室に入ったり、

入門書などを頼りしたりする手もありますが、手っ取り早いのは職場の同僚、部下に教えてもらうことです。ほとんどの場合、自分よりも年下の人間、学歴も自分より劣る人間かもしれません。そんなことはどうでもいいことです。

・自分にはわからないことがある
・まわりにはわかる人がいる

こうした単純な事実があるだけです。だとすれば「教えてもらう」だけです。「教えを乞う」は知識や技術の習得の近道です。勉強の基本的な姿勢なのです。ほかの著書でも述べていますが、私は高校時代に映画に夢中になり、映画監督になりたいと強く思いました。しかし、当時、大手映画会社は監督になるための第一段階である助監督の募集を中止していました。もし、募集があったら、私は大学入試では文科系の学部を目指していたはずです。

その結果、医学部に入学し医者になったわけですが、映画製作を諦めたわけではありませんでした。医者になった後、お金を貯めて映画を作ろうと思ったのです。結局、これまでに5本の劇場公開用の映画を製作しました。

「メンツ」へのこだわりは、勉強の邪魔

はじめてのときもそうですが、いまでも映画製作の現場では、わからないことが少なくありません。映画の技術はどんどん進化しています。新しい機材のスペックや使い方、編集技術などは、スタッフに協力してもらわなければなりません。まわりのスタッフのほとんどは、私よりも年下ですが、その道の熟練者です。私はたびたび「教えを乞う」ことになります。そのことに私はまったく抵抗を感じません。私が東大の医学部を出た医者であり、ベストセラーを何冊も書いた物書きであることは、映画製作の現場においては、なんのアドバンテージもないの

です。

これまでに5本の映画を製作してきましたから、いまでこそ素人ではありませんが、映画製作についても「わからないこと」はまだまだあります。**「教えを乞う」ことで、それが解消されるのであれば、なんの役にも立たない「メンツ」などナンセンスです。**

逆にこうしたスタンスでいることで、コミュニケーションが円滑になり、新しい情報を得たり、新しい発見があったりします。

「メンツ」などにこだわっていたら、勉強は成立しません。言葉は乱暴になりますが、便利なものは、人も道具も上手に頼ればいいだけのことです。

第3章

新現役時代に 勉強を楽しむマインドセット

勉強の早道は「目標になる人」を見つけること

「○○のような人になりたい」

人生において、誰でも目標になる人を見つけることがあります。

幼児期ならアニメの主人公や戦隊ヒーロー、少年期なら歴史上の偉人、スポーツ選手、あるいは俳優や歌手であったりします。成人すると、より現実的になり、先輩や職場の上司、自分が生きる世界の先駆者であったりします。

年を重ねるごとに夢のヒーローから実現可能な存在へと変わっていくわけですが、いずれせよ、「なりたい自分」をイメージしながら、それを実現するために努力を重ねることは、とても素晴らしいことです。

ただ70代になると「そんな子どもじみたこと」とばかりに、多くの人が「〇〇のような人になりたい」などとは口にしなくなります。

しかし、考えてみてください。

65歳で現役時代を終えたとして、超長寿時代の今日、20年から30年の時間が待ち構えています。

「はじめに」でも述べましたし、たびたび使っていますが、本書ではその20年から30年の期間を「新現役時代」と呼んでいます。

「新現役時代」の長さを考えれば、高齢者といえども「なりたい自分」を設定することはきわめて現実的だと思います。もちろん、「アインシュタイン」「スティーブ・ジョブス」あるいは「大谷翔平」といった名前をあげることは無理だとしても、です。

驚くべき伊能忠敬の新現役時代

「新現役時代のなりたい自分」について考えたとき、私が真っ先に思い浮かべるのが江戸時代を生きた天文学者であり測量家である伊能忠敬《いのうただたか》（1745～1818年）です。

伊能忠敬は、現在の千葉県香取市佐原の伊能家に婿養子として入りました。家業の繁栄を実現し、名主としても見事な業績を残したのち、50歳で隠居しました。

正確な統計の記録は残っていませんが、当時の平均寿命はおそらく30歳から40歳だったはずです。しかし、50歳で現役時代を終えた伊能は、そこから新現役時代をスタートさせたのです。

伊能はかねてから強い関心を持ち、独学で学習していた暦学（天文学）を学ぶために江戸に赴《おもむ》きました。そして、当時の暦学の第一人者である高橋至時《よしとき》に師事します。伊能にとっての「なりたい自分」であったであろう高橋は、伊能よりも19歳年下の31歳でした。

伊能は測量のため、19年という時間をかけて10回にわたり日本全国を歩きました。そして、『大日本沿海輿地《よち》全図』完成の礎を築いたのです。

伊能自身は、実際に見ることなくこの世を去りますが、彼の死の3年後、門弟によって完成図が作成されました。

江戸時代末期、日本全国を訪れた欧米各国の要人たちが、その地図の完成度の高さに驚愕したことは有名です。

自分なりの「新しい自分」にトライする

50歳を過ぎてからの新現役時代、気の遠くなるような企てにトライして見事に成就させた伊能忠敬。とはいうものの、彼ほどの偉業を成し遂げるのは普通の人には難しいでしょう。
しかし、新現役時代の「新しい自分」にトライすることは、誰でもできます。
その際、目標となる人物を選ぶことは、トライを成功させる近道になるでしょう。

「Aさんのように郷土史家になる」
「Bさんと同じボランティアに取り組む」
「Cさんが成功した日本100名山登頂に挑戦する」
「75歳まで元気に働き続けたDさんをお手本にする」

こんな身近で具体的なモデルを設定すれば、新しい自分を作り出すまでの近道になります。実現させるためのノウハウも得られやすいでしょう。
もちろん、伊能忠敬が恩師高橋至時を「なりたい人」と実際に語っていたかは定かではありません。

しかし、自分よりも早くこの世を去った高橋を、生涯恩師として敬慕の念を抱き続けていたことは間違いありません。

伊能は生前、「自分が死んだら、高橋先生の墓の隣に自分の墓を建ててほしい」との思いを門弟に託しています。その願い通り、死後、伊能忠敬の墓は上野・源空寺にある高橋の墓に並べて建てられました。

街に溢れる「お手本」をとにかく盗む

新現役時代において、仕事のシーンでも、趣味やライフワークのシーンでも「なりたい人」を具体的に設定することは、願望の実現のために役立ちます。

また、日常生活で見かけるなかにも、佇まい、言葉づかい、立ち居振る舞い、他人との接し方といった面で、「あんなふうにありたいものだ」という身近なお手本を見つけることもあるはずです。こうしたチャンスも逃してはなりません。「見た目」「態度」も円滑な人間関係のためには無視できない要素だからです。

「人間は中身だ」

こんな声も聞こえてきそうですが、それはいかがなものでしょうか。

たとえ中身が尊敬に値するものだとしても、見た目や態度が好ましいものでは

ないせいで他人に敬遠されてしまったら、肝心の中身をアピールする機会も生まれません。

見た目や態度は人間関係におけるいわば「玄関口」のようなものです。不潔だったり、危険を感じさせる様相だったりしたら、誰もチャイムを押しません。

しかし、自分の見た目や態度が、他人を不快にしたり、周囲の人を寄せ付けないものであったりすることに気づかない人がいます。

残念なことに、そうしたことへの感度が鈍くなっている高齢者がいることは事実です。これでは、人間関係の広がりも、勉強の機会も失ってしまいます。

すべての新しさは「真似」からはじまる

別の項で効用を述べている街歩きは、自分の「玄関口」の問題点に気づくチャンスでもあります。

ボーッと歩いているだけではチャンスを逃すことになります。街歩きをしながら意識的に観察していると、とくに同年代の人のなかに、自分もそうありたいと感じる「お手本」のような人に遭遇することがあるはずです。


高価なものでなくても服装のセンスがいい人。

上機嫌で表情に余裕が感じられる人。

店員とのちょっとしたやり取りに優しさやスマートさが垣間見える人。


「いいな」と気づいた人を見つけたら、今度はお手本としてそっくり真似てしまえばいいのです。真似することに抵抗を感じる方には、天才画家サルバドール・ダリの名言を送ります。

「何も真似しようとしない者は、何も生み出しはしない」

真似からはじめてオリジナリティを生み出す

真似＝模倣は創造の原点です。

「いいな」「ああなりたい」と感じたら、どんどん真似してみましょう。

はじめはぎこちなくても、意識して真似しているうちに自然と身についてきます。そこに自分なりの改良点を加えていけば、それは自分のオリジナルです。

もしかすると、「いいな」とあなたが感じた人も、誰かの真似をしているのかもしれません。

年を重ねると、これまで身につけてきた常識や分別と称されるものにがんじがらめになってしまう傾向があります。「年甲斐もなく」という言葉を、トライしない自分への言い訳にしていませんか。

新現役時代においては、そうした常識や分別を検証し、捨てるべきこれまでのライフメソッドは捨て、修正すべきは修正するマインドが必要です。

はじめは真似、もっといえば「盗む」でもかまいません。真似して自分のものにしてしまっても犯罪にはなりません。勉強の基本のひとつといってもいいものです。

最後にもうひとつ、名言を紹介します。

フランスの哲学者ヴォルテールの言葉です。

「ほぼすべてのものが、模倣なのだ」

「どうでもいいこと」に感情を介入させない

「それが客に対する態度か！」

ある朝、ミネラルウォーターを買おうとコンビニに行くと、声を荒らげている人がいました。

70代後半から80代と思われるその男性は、まさに激昂《げきこう》状態です。

レジで応対する青年は、その高齢者の怒りの意味がわからないようで、ポカーンとしています。外国人のようです。

ほどなく、別の日本人スタッフが割って入り、その高齢者は納得したのかブツブツ言いながら去っていきました。

従業員の態度に問題があったのかどうかはわかりませんでしたが、見ていて気持ちのいいものではありませんでした。

「直情的」という言葉があります。

感情をあるがままに表に出す様をいいますが、最近こうした直情型の人がからんだトラブルがメディアを賑わせています。

「車線に割り込まれた」という理由であおり運転をしたり、電車内での喫煙を注意されて高校生に暴力を振るったりする人がいます。他者への怒り、不満を制御できずに爆発させてしまう出来事が後を絶ちません。

問題行動はなぜ生まれるのか

こうした直情的な問題行動は世代を問いませんが、ここでは高齢者について考えてみましょう。

年を重ねると、ほとんどの人で脳の劣化が見られます。これは問題行動を制御する能力にも影響を及ぼします。

脳の部位でいえば、前頭葉が理性をつかさどっているのですが、加齢によってこの機能が衰えてしまうのです。すると、若いころは理性的判断によって抑制されていた問題行動が表面化することがあります。

「昔はあんな人じゃなかったのに……」

何年かぶりに会った人の感情に翻弄されているような言動を目にしたことはありませんか。これは主として加齢によるものと考えられます。

認知症発症者にもしばしば見られる、「性格の先鋭化」と呼ばれる症状です。

つまり、怒りっぽい、威張りたがる、心配性、クヨクヨする、お金に細かいなどといった、もともとその人が持っていた性格上の傾向が顕在化し、どんどん強くなってしまうのです。

それでも、若いころはそうした自分の欠点を自覚し、理性的に抑制できるのですが、認知症の影響で歯止めが難しくなってしまうわけです。

いいかげん＝寛容な自分を受け入れる

「私のお金が盗まれた」

認知症が進行すると、事実ではないことを口にしながら家族を疑ったり、ちょっとしたことで激昂し、怒鳴り散らしたりするようになることがあります。この問題行動も「性格の先鋭化」によるものと考えられます。

こうした事態は、ある日突然起こるわけではありません。事故や病気による脳疾患は別として、認知症と診断される以前からゆっくりと進行していると考えられます。

「性格の先鋭化」による問題行動を回避するためは、どうしたらいいのでしょうか。

ひと言でいえば「いいかげんな自分」「寛容な自分」を受け入れることです。

ほとんどの問題行動のきっかけは、

「コンビニ従業員の対応がしゃくに障った」

「運転の仕方が気に食わない」

「生意気だ」

などといった、ちょっと気分を害する程度の出来事がほとんどです。命に関わることでも、譲れない主義主張に関わるようなことでもないし、自分のアイデンティティが傷つくようなことでもありません。

「どうでもいいこと」なのです。

「日本流の接客サービスがわからないのかもしれないな」

「運転が下手なんだな。事故を起こさなければいいが」

「あの喫煙者は狂暴そうだ。腹は立つけど無視」

このように受け取る「寛容さ」や「ズル賢さ」を忘れないようにしましょう。

感情面で翻弄されるのは「損」だと考えて、割り切ってしまえばいいのです。

「どうでもよくないこと」としてこだわるのは、やめてしまいましょう。

「性格の先鋭化」ひいては問題行動の歯止めとして、「寛容さ」はきわめて有効です。「金持ち喧嘩せず」というたとえのとおり、不毛な対決は避けるのが賢い人の生き方です。

感情は使い方次第で勉強のエネルギーになる

怒りの感情による問題行動を抑えきれなくなるのはなぜでしょうか。
次のようなポイントがあげられます。

①自己愛
②「こうあるべき」という思い
③「白黒をつけたい」という思い

怒りの感情が抑えられないのは、こうした思いが強いときです。

①⬇自分が傷つくシーンで怒りが湧く

②⬇自分の規範に反することが許せない

③⬇間違いは糺《ただ》されなければならない

ほかの著書のなかでも何度も述べていますが、私はこうした自分絶対主義に執着する生き方は、じつに不幸なことだと考えています。

なぜならこうした生き方は、勉強に向けるべき好奇心を不毛なものにしてしまうからです。

自分絶対主義は、自分の価値観と相容れないことへの理解を一方的に拒否したりする姿勢につながります。結果として、さまざまな自分の可能性に枠をはめることにほかならないのです。

新現役時代は決して短い時間ではありません。その長い時間のあいだ、強固な枠をはめてしまうのは、じつにもったいないではありませんか。

勉強とは、「わからない」にきちんと向き合うこと

新現役時代を有意義なものにするために必要なスタンスとして、何事に対しても「わからない」といえることが重要です。

人間が生きていれば、仕事であれ、プライベートであれ、ことの大小を問わず、「わからないこと」が次々に登場します。

ＩＴ技術、電化製品、ＥＶカー、科学的発見や発明、文学、音楽、エンターテインメントとその担い手たち、戦争・国際紛争、環境問題、ＳＤＧｓ（持続可能な開発目標）、ＬＧＢＴＱ（レズビアン、ゲイ、バイセクシュアル、トランスジェンダー、クエスチョニング）といった社会的テーマなど。

極端にいえば、私たちは１秒ごとに新しいこと、つまり「わからないこと」が

連続して現れる世界に生きているわけです。これまで自分が生きてきて得た経験則が常に通用するわけがありません。

新しい物事、事象に対して、いったんは「わからない」と判断を保留して、検証する姿勢が大切なのです。

「感情」発、「理性的、論理的思考」行

この検証こそが「勉強」の基本です。

勉強を生産的に進めるために必要なのが、理性的、論理的思考です。感情に翻弄される生き方とは対極にある脳の使い方です。

湧き上がった一瞬の怒りや悲嘆の感情を、そのまま暴発させて、理性的、論理的思考の回路を遮断して検証をやめてしまっては、問題の本質を理解することも、解決することも不可能です。

感情そのものをマイナス要因だといっているわけではありません。感情は人間が生きている証《あかし》そのものです。感情があふれ出るのは止めようがありません。それどころか、感情は人間の進化の原動力そのものです。

「うれしいことがあったから、再体験したい」
「会社の間違った方針に腹が立ったから、改善の努力をする」
「悲しい出来事があったから、二度と繰り返さないようにがんばる」
「楽しかったから、またチャレンジする」

人間の喜怒哀楽の感情は、正しく機能すれば大きなパワーになります。

自分の感情を適切にコントロールして、〝クリーンエネルギー〟として活用することで、勉強の効率が高まります。

新現役時代の仕事！「横すべり型」と「仕切り直し型」

新現役時代、趣味やライフワークでの勉強では、「できる」よりも「楽しい」「おもしろい」が優先されます。**一方、仕事のシーンの勉強では、さまざまな課題を克服して「できる」ことが最優先されます。**

定年後、新しい会社に再就職した場合、大きく分けて次の2つのケースが考えられます。

①これまで培ったスキルをそのまま生かせる⬇横すべり型

②未経験の業種や職種で、ゼロからのスタート⬇仕切り直し型

①の「横すべり型」には、以下のケースが考えられます。

- 高級官僚が、これまで管轄していた財団法人の重職に就く
- 県の部長が第三セクターのトップになる
- 企業をリタイアして、関連会社、子会社の同職種で働く
- 企業をリタイアして、同業他社の同職種で働く

いわゆる〝天下り〟的な再就職です。

①の別バージョンもあります。

- 業種は違うが、同じ総務部で人事関連の部署で働く
- 学校の教員をリタイアした後、予備校や塾の講師になる
- 税務署を辞めて、民間会社の経理部で働く

この場合、新しい人間関係に戸惑うことはあっても、基本的には、実務は比較的スムーズにこなせるはずです。新しく勉強する内容も限定的です。

「楽しい」「おもしろい」はないかもしれないが

しかし、②の「仕切り直し型」の場合は、そうはいきません。

業種や職種が違えば、求められる新しい勉強の量は膨大になります。質についても、これまで自分が培ってきたスキルはほとんど役に立たないかもしれません。メーカーの工場勤務から情報産業の総務部、出版社の編集部から物流会社の顧客開発部など、極端なケースもあり得ます。

長年営業職にあった人が、新しい会社で経理部に配属されたとします。すると、いままで真剣に目を通したことのない「決算表」「原価表」「貸借対照表」「給与計算表」といった書類を読む能力が必須になります。

デパート、スーパーなどを退職して、メーカーに転職した場合なども同様です。仕事を発注する側から受注する側への転身です。立場が逆転すれば、いままで知らなかった「あちら側」の知識を「こちら側」で学習しなければなりません。

ビジネストークもまったく違ってきます。いままでは、頭を下げられる側だったのが、下げる側になることもあります。

つまり、多岐にわたる新しい勉強が求められるわけです。

達成感につながる新しい勉強

仕事で必要になった勉強は、たいていの人にとって「楽しい」「おもしろい」などといっていられるものではないでしょう。

しかし、これは決して悲しむべきことではありません。

若いころの受験勉強、新社会人時代の勉強も、「楽しい」「おもしろい」ではなかったはずですが、果たして「苦しい」「つまらない」の一辺倒だったでしょうか。

たびたびの困難、挫折、失敗はあったにせよ、課題を克服して「できる」と確信したときは、間違いなく「喜び」があったはずです。

子どもがゲームに夢中になって、やめられなくなる理由には、「楽しい」➡「おもしろい」➡「できる」というプロセスがあります。

ゲームにトライする子どもも、はじめから「できる」があったわけではありません。楽しみながらゲームをクリアするための勉強をします。「うまくいかない」「辛い」などの気持ちを経験し、困難、挫折、失敗を経て、その先にたどりついた「できる」に喜びを見いだすのです。

新現役時代の仕事のシーンにおいては、求められる新しい勉強の過程で、多くの場合、「楽しい」「おもしろい」はないかもしれません。しかし、課題を克服して「できる」を実感したときは、間違いなく「喜び」が生まれます。

この喜びは「横すべり型」で新現役時代を過ごす人には経験できないものかもしれません。

さまざまな事情で、まったく新しい働き方を選ばざるを得なかった「仕切り直し型」の人だけが味わえる達成感です。

これも新現役時代の勉強の大きな意味であり、醍醐味なのです。

「どっちが上か」に執着する人は、苦戦を強いられる

新現役時代の仕事選びと仕事の仕方において、「横すべり型」と「仕切り直し型」の違いを誤解してしまう人もいます。同じ業種、同じ職種を選んだからといって、自分のこれまでの経歴、スキルがそのまま通用するとはかぎりません。

問題は、「立ち位置が変わる」ことへの理解です。

もっとも典型的なのが、大学の医学部教授が定年退職して、クリニックを開業したようなケースです。これまでは、大学病院の暖簾《のれん》と教授という肩書がありましたから、それなりに患者さんも多く、「先生、先生」と呼ばれ、それこそ24時間〝下にも置かぬ〟扱いを受け続けてきました。

しかし、クリニックを開業したとなると、患者さんは〝お客さま〟で、自分はある意味で〝商店主〟。教授時代とは、立ち位置がまったく異なります。

ところが、立ち位置の変化を理解できず、依然として大学教授時代のスタイルで仕事をしようとする人が少なくありません。

「元〇〇大学教授」という暖簾がかかっていたとしても、高圧的で不親切な態度の医者のもとに患者さんが集まるはずもありません。その結果、クリニックを閉じてしまわざるを得なくなってしまうのです。

一方、早めに教授への道に見切りをつけて（「諦め」ではありません）、開業医の道を選んだ医師もたくさんいます。

彼らは、自分と患者さんの立ち位置を学習し、クリニック経営を成功させます。なかには、失敗するケースもありますが、軌道修正の時間も残っています。

一方、60代、70代の元大学教授には残り時間も少なく、苦戦を強いられる人も多いのです。

新しい仕事場で求められる人間関係の「仕切り直し」

こうした転職の誤算の原因は、職種のセオリーだけではなく、これまで当たり前のこととしてきた人付き合いのメソッドまでも「横すべり」させてしまったことにあります。

大学病院で高い地位にある医者の高圧的、不親切な態度を擁護するつもりはありませんが、長年の慣習で改善されることがなかったとしかいいようがありません。

結局、忘れてならないのは、立ち位置が変わった以上、これまでの人間関係のメソッドについて「仕切り直し」をする必要があるかないか自問してみることです。もともと、高圧的、横柄、不寛容な態度を取ってこなかった人は、その必要はありません。

医者の世界にかぎらず、「仕切り直し」は新現役時代の働き方を考えるときの重要なテーマです。

「芸者の位も上り貫目もついた」

永井荷風の小説『腕くらべ』の一節です。

地位や実力において、自分と相手とどっちが上かを探る様子を表すときの言葉で「貫目を量る」という表現があります。ここでいう「貫目」とは、重さの単位から転じて、人の風格という意味です。

「上から目線」が大好きな人のなかには、しばしば他人と接するときに「貫目を量る」人がいます。初対面の人に対して、自分が上位に立てるかどうかを探るのです。このタイプの人は、「自分より下」と判断するや、態度や言葉づかいが横柄になります。

えてしてこのタイプの人は、相手が「自分より上」と見るや、手のひらを返すように謙《へりくだ》ったり、卑屈な態度をとったりします。

新現役時代の新しい職場においては、円滑な人間関係を築くために、相手の「貫目（年齢、地位、性別など）」に関係なく、誠実な態度で接することが求められます。しかし、そもそも相手の「貫目」次第で態度を豹変させること自体、褒められたものではありません。

新現役時代の上質な働き方の一例

「アサヒスーパードライ」誕生秘話についてお話ししましょう。

当時、社長になったばかりの故・樋口廣太郎さんも、社長就任は「仕切り直し型」でした。当時の住友銀行の経営陣の重鎮で、次の頭取の有力候補だったのですが、関連会社であるアサヒビール社長に転身することになったのです。

この人事は、樋口さんが、後に頭取となる人物の経営方針の不透明性に正面から異議を唱えたことが原因だったようです。樋口さんはこの人物からガラスの灰皿を投げつけられたともいわれています。

こうした事態に、樋口さんの頭取就任を期待していた人たちから失望の声も多く聞かれました。

「残念です、悔しいでしょう」といった周囲の声に対して、樋口さんは淡々としていました。悔しがるどころか、アサヒビールでの仕事に前向きに臨んだと雑誌のインタビュー記事で答えています。

樋口さんが去った後の住友銀行がさまざまな不祥事を起こしたことは周知の事実です。


さて、当時のアサヒビールはビールのシェアでは業界最下位でしたが、社長として樋口さんがトライしたことは、周囲を驚かせました。

社長業の常として、当時は多くの付き合いゴルフに駆り出されたのですが、樋口さんは、ゴルフの帰途、酒店を見つけるとドライバーにクルマを止めさせました。そして、トランクから社のロゴの入ったジャンパーを取り出して、それを羽織り店に入ったのです。

「お世話になります、アサヒの樋口でございます。弊社をよろしくお願いいたします」

そういって、名刺を渡したそうです。

「また営業マンが来た」と思って挨拶もほどほどに、名刺の文字に目もくれなかった酒店の店主は、樋口さんが立ち去った後、名刺をよくよく見て驚きました。

「社長が、こんな田舎の小さな店に、わざわざ挨拶に来てくれた」

感激した店主は、アサヒビールへのシンパシーが湧いたようです。

こんな営業を樋口さんは日常的に行っていました。

また、樋口さんはアサヒビールのロゴマーク変更を進めていました。会社にとって、ロゴマークの変更は大きなリスクの可能性もありますから、まわりからは強い反対論が出ていました。しかし、彼は断行しました。

酒店まわりの際、樋口さんは店の古いビールを回収し、すべて廃棄しました。

こうした判断がアサヒビールの大変身につながったのは誰もが知るところです。

一方、樋口さんを追放した人物は、後に数々の失態を演じ、「晩節を汚す」ことになりました。

話が長くなってしまいました。

樋口さんのこうした生き方は、「横すべり型」であれ、「仕切り直し型」であれ、新現役時代の上質な働き方を示唆してくれるエピソードではないでしょうか。

「書斎だけの学び」が陥りやすい過ち

中高年の、とくに男性には「書斎」という言葉に憧憬《しょうけい》の念を持っている人が少なくありません。しかし、日本の住宅事情では、マイホームを持っても「書斎」などまず無理。夫婦共有のパソコンルームがせいぜいというのが一般的です。晴れて専有の「書斎」が持てるようになるきっかけは子どもの独立です。就職や結婚を機に子どもが自立し、子ども部屋が「書斎」に変わるチャンスがやってくるわけです。

「せっかくだから書庫を注文して愛読書を増やし、新たに勉強もはじめよう」

こうして将来への夢を膨らませる人も多いのですが、「書斎」を想定した勉強法は現代にまったくマッチしていません。

「書斎」で勉強する場合の中身は、単なる知識の注入型の勉強法に陥りかねません。おもに書籍などによって得た知識や情報を蓄積するだけの勉強です。また、それは知識の一方的な注入に終始する傾向が強く、出力する機会がなければ、脳の中でもとくに前頭葉への刺激が少なくなりがちで、前頭葉の劣化を回避することにはつながりかねません。

これでは、勉強をしようと意気込み、「書斎」まで作ったのに割に合いません。かつて詩人の寺山修司は若者に向けて「書を捨てよ、町へ出よう」と書籍や映画で呼びかけましたが、60代、70代の勉強にも同じことがいえそうです。

新現役時代には「書斎」に籠って知識を積み重ねるだけの勉強ではなく（まったく無意味とはいいませんが）、街に出て人との交流に重点を置くほうが賢明なのではないかと思います。

会話中の「スキーマ」は要注意！

勉強の場として、人との交流はきわめて重要です。

そうした場での会話ですが、しばしば起こり得るのが「スキーマ」という「会話の罠」です。

スキーマは図式や概要を意味する英単語で、思考を簡略化（ショートカット）する意味合いにも使われています。

たとえば「足が6本ある小さな妙な生き物」という説明文を読んだとき、大半の人はそれを「昆虫」と答えます。このように思考回路をショートカットして答えを導き出すのがスキーマです。

会話のなかでは、ある事柄を手短に理解させるためにスキーマが使われます。

代表的なのが人間の血液型分類法で、「A型は几帳面」「O型は社交的」「Aと

Oは相性がいい」といったスキーマが多用されています。初対面の人に対して「血液型は何型ですか?」と聞く人がいますが、これは相手の人柄や個性を瞬時に定めるためにスキーマを利用しているのです。

単純な「類型化」は根拠が疑われるケースが多い

血液型にこだわるのは日本人くらいという指摘もありますが、血液型のほかにも、誕生日の星座、出身地の県民性といったスキーマがあり、日常の会話でよく使われています。相手の人をこれらのスキーマに当てはめ、人間の性格や個性を単純化した形で定めてしまおうとする人が多いのでしょう。

落語では本題に入る前に枕という小噺などを用いることがありますが、このような意味合いでスキーマが使われている一面もあります。

たしかに、話の「つかみ」として話を聞かせる効果があり、「へえ、そうなんだ」と相手に思わせることで、会話が発展する可能性も高まります。

しかし、スキーマは大きな危険をはらんでいます。

スキーマに依存してしまうと、話が思い込みの強い内容になってしまいます。

「A型は几帳面だから時間にも正確」というスキーマを信じ込んでいる人は、話の内容にかかわらず一方的に「A型の人の話すことは堅苦しくおもしろみに欠ける」という前提でA型の人の話を聞きます。

「こういう外見の人間は……」

「こんな話し方をするタイプは……」

「××大学出身は……」

気がつけば自分なりのスキーマを話してしまうケースが少なくありません。

自分の話にスキーマはないか、一度点検したいものです。

乱暴な類型化は生産的な会話に結び付きません。

第4章

70歳からのボケない思考術

「異論」とその発言者への敬意を忘れない

「私はあなたの意見には反対だ。だがあなたがそれを主張する権利は命をかけて守る」

フランスの哲学者ヴォルテールの言葉です。民主主義の基本的理念を端的に表した言葉ですが、この考えこそが私たちの日常的なコミュニケーションにも求められるマインドだと思っています。

私は、この考えを「問答有用」という言葉で表しています。話し合っても意味がない、という意味の「問答無用」の逆の立場といえるでしょう。

家族、グループでの会話はもちろん、仕事のシーンにおいても、このマインドが封印される場では、理性的、論理的な主張よりも、感情的な主張がしばしば主導権を握ることがあります。

俗にいう亭主関白、カカア天下《でんか》の家庭では、おおむね冷静な議論もないまま亭主もしくはカカアの意見が採用されます。

町内会の集まり、マンション管理組合に会合なども、声の大きいボス的存在の町内会長や組合長の一存で議論の方向性が決まってしまうことがあるかもしれません。

もちろん、そうしたボス的存在の人物が、年齢や経験に裏付けされた正しい判断をすれば問題はありません。

しかし、もしかすると正しいかもしれない「異論」を高圧的に封印するような人物なら、なんらかの間違いを犯す可能性もあります。

間違いの根底には、異論、そして異論を唱える他者への敬意の欠如があるのです。

「話は聞こう」「考えてみよう」「検証してみよう」

これは、会社はもとより、あらゆる組織についてもいえることでしょう。非主流派、あるいは若い世代の意見がフェアに議論されない組織は、ときに間違った方向に傾きがちです。

過去の例でいえば、東芝、大王製紙など一流とされる会社、あるいは私立幼稚園連合会、ボクシング協会などの組織の不祥事は、ひとりの権力者、それに黙って追随する取り巻き、正しい異論を封印する風土が影響していたことは間違いありません。権力者が確信犯だったという別の問題もありますが……。

話が脱線してしまいましたが、集団のコミュニケーションを生産的に進めるためには、異論、そして異論の主《ぬし》に対する敬意が必要です。

「王様は裸だよ」という少数派の異論が正しいことは、しばしばあり得ることです。歴史的に見ても、科学の領域での大発見、大発明のはじまりは異論であったことは誰もが知っていることです。

「間違っているとは思うが、話は聞こう」「考えてみよう」「検証してみよう」というスタンスは、健全な集団の構成ばかりか、あらゆる生産的な営みには欠かせないものなのです。

経験則、常識を疑うことが勉強を深化させる

異論に耳を傾けるといえば、別の項でも紹介したアサヒの「スーパードライ」の誕生秘話が象徴的です。

「もっと甘さを抑えた辛いビールを造ってみてはどうか」

前に述べたアサヒビールの樋口廣太郎さんにまつわるエピソードです。

若手開発者の提案に、当時のほとんどの役員陣は「ビールはもともと辛いもの

だ」と一蹴したそうです。しかし、異論を受け付けない役員陣を前に、樋口さんはこう答えたそうです。

「まず、造って飲んでみて決めようじゃないか」

その結果、「スーパードライ」の大ヒットが生まれました。いまでは定番商品になったことは有名です。

いわば、「異論が正論になった」わけです。

自分のそれまでの経験則や常識に対する異論、反対論を即座に拒否、否定するのではなく検証してみる姿勢を忘れてはなりません。

新しいジャンルにトライする際はもちろん、あらゆる勉強にも必要とされるものなのです。

「自分は自分、相手は相手」というフェアな姿勢を持つ

頑迷さ、頑固さのもとになっているのは他者への無理解です。

他者の気持ちや価値観を理解し、それを尊重しようと思っても、自分の考え方や生き方を優先するあまり、他者との折り合いがつかず協調・共生ができなくなってしまうのでしょう。

人間が抱える頑迷さは個人レベルにとどまらず、国家レベルに発展する場合も少なくありません。

たとえば、2022年の「サッカーワールドカップ」ですが、開催地が中東のカタールということで開催前からさまざまな議論が起こりました。なかでも国際的に多くの耳目を集めたのが、LGBTQに関する認識の違いだったと思います。

カタールでは同性愛が法律で認められていないどころか、性的マイノリティがさまざまな迫害を受けているというニュースも伝わっていました。

これに対して主にヨーロッパ諸国の反発が強く、ヨーロッパの数チームはLGBTQへの連帯を示すために「One Love」と記された腕章をチームのキャプテンが着けることを決めていました。

ところが「政治的中立」のスタンスを貫くFIFA（国際サッカー連盟）は腕章の装着を許可せず、強行した場合には「スポーツ的な処分」を科すと表明したのです。

拡大する「自分優先、自国優先」の問題点

これを受けて、ヨーロッパの各チームは腕章を着けることを断念したのですが、この一連の経緯で注目されたのはFIFAの首脳が発した「ヨーロッパ各国の言

動は偽善的」というメッセージでした。

一国の言動に対して偽善的という発言は、かなり踏み込んだ批判です。しかし、その背景にはヨーロッパの国々も数年前まではLGBTQに対して、けっして寛容ではなかった歴史があります。

イギリスで同性カップルの結婚が法的に認められたのは2014年のことです。今回、カタールに対してもっとも厳しい姿勢を示していたドイツでは2017年にようやく同性婚が合法化されています。

FIFAの首脳にしてみれば「あなたがたも数年前まではカタールと同じような意識、考え方ではなかったですか」といいたかったのかもしれません。


この一件にかぎらず、世界では政治、経済、環境などあらゆる面で「分断」の危機が叫ばれています。その風潮の背景には、反対意見に対する徹底した排除と糾弾が見て取れます。反対意見の主張や権利に一切、耳を貸さず、自説を絶対に曲げないかたくなな姿勢が、世界の混乱と苦境を招いています。そして、そのベースにあるのはかたくなな思考や生き方なのです。

まず相手を受け入れることで学びの場は広がる

自分では他者の生き方や考え方に寛容で、政治的にも穏健な立場をとっている、と自認していても、身近な問題によってその思いが大きく揺らぐことがあります。

ある地方紙の読者欄で興味深い記事を見つけました。

投稿者は60代の男性です。その男性の娘さんが就職先の東京から連れてきたフィアンセはアフリカのケニアの男性でした。

「人種差別は人類によるもっとも凶悪な犯罪であり、それは叡智や理性によって克服しなければならない」

常日ごろからそう思っていた男性も、目の前に黒人男性が現れて狼狽してしまったそうです。保守的なその地域では肌の色が違うだけで奇異の目で見られることも多く、とても結婚に賛成できませんでした。

勘当同然で関係が途切れてしまった娘さんと〝復縁〟できたのは、初孫との対面でした。奥さんからの強い説得で3年ぶりに再会したとき、娘は立派な母親として成長し、なによりも孫の可愛らしさがすべてを元の鞘に収めました。

この男性は、孫を抱きながら自分自身を見つめ直したといいます。

「自分はリベラルな人間だと思っていたが、心の底には中国人や韓国人などへの偏見もあったのではないか。それが黒人男性への態度に表れたのではないか」と。

人は相手が自分と違うというだけで身構えてしまうところがあります。その違いは国籍や肌の色などさまざまです。

意見や主張が異なるだけで「自分とは違う人」というレッテルを貼り、付き合いや交流を遮断してしまうこともあります。

つまり、人種、国籍、宗教あるいは出身地といった「枠」で、その枠の構成者すべてを一様に判定してしまうのです。「○○人は」「○○国は」「○○教の信者は」「○○生まれは」といったきわめて乱暴なくくり方です。

こうしたスタンスは、ものごとの正しい理解、正しい知識の習得というあるべき勉強の目的には結びつかないのは言うまでもありません。

「他者への理解」は勉強メソッドの基本なのです。

初対面の人との生の空気感を大切にする

友達の数は多くなくてもいいのですが、ただし、「知人の数」は増やすべきです。

とくに勉強に関していえば、関心事が共通する「同好の士」は大切です。その数が多ければ、入力情報の量はもちろん、自分にとって質の高い情報を得る機会も増えます。そのことが＝勉強の成果を生む確率は高まります。

とはいうものの、私自身は本質的には「人嫌い」だと勝手に感じていて、積極的に人と触れ合おうとするタイプではありません。しかし、よほどのことがないかぎり、人との接触を拒むようなこともありません。

人のコミュニケーションの場では、言葉づかい、立ち居振る舞いにおいて、高慢、横柄な対応をしないのが私の流儀です。ですから、自分の思いとは裏腹に「人好き」と勘違いされているかもしれません。

直接会って得られる情報には特性がある

そういう私ですから、とくに初対面の人の場合、いくらか神経を使うというか、ちょっとした煩わしさを感じないわけではありません。その一方で、「どんな人なんだろうか」という好奇心も生まれます。

結果、新しい情報、興味深い情報を得たり、ときには、さまざまなものごとに対する認識を改めたりすることもしばしばあります。もちろん、反発、落胆、失望だけで終わってしまうこともありますが、これも勉強と考えれば、腹も立ちません。

たとえわずかな好奇心ではあっても、それこそがすべての勉強への意欲を促すパワーであることを知っておくべきでしょう。

「めんどうくさい」「会っても無意味」「好きなタイプではなさそうだ」などと感じて、人との接触をやたらと拒む姿勢は勉強の機会を失うことにつながります。

直接情報の〝空気感〟と〝刺激感〟で思考の文脈が広がる

人に対する事実に基づかない評価、先入観は、その人との交流を台なしにしてしまうばかりか、新しい情報を得るチャンスを失うことにつながります。風貌や服装など外見からの情報だけで瞬時に判断してしまうことも禁物です。

私には、さらに新しい映画を製作したい計画がありますから、とくに性別を問わず、異世代、異業種の人、外国人などとの接触の場は、ある意味でシナリオハンティングの場といってもいいと思っています。そうした人たちとの話が映画製作のヒントになることもしばしばあります。

実際、これまでに製作した5本の映画も、そうした時間で得た情報も役に立っています。

現在、多くの情報はネットで簡単に入手できます。もちろん、そうした情報の有効性を否定するつもりはありませんが、**生身の人間から伝わってくる直接的な情報には、ネット情報にはない〝空気感〟があります。**

また伝達の〝刺激度〟が高いために、得られた情報から〝思考の文脈〟が広がりやすいように感じます。

直接的接触によってもたらされた情報は、ネット情報とは違い視覚的に文字化されていない分、整理には時間を要しますが、五感を刺激することで、そこから派生する情報の量や種類も多く、なかには質の高いものを含まれています。

いずれにせよ、「来るものは拒まず」のスタンスで、知人の数が増えれば、「教室」の種類が広がり、数も増えます。

ウォーキングで五感をフル活動させる

コロナ禍は文字通り大きな〃災難〃です。一方で私たちに多くのことも気づかせてくれました。

そのひとつが、「外に出られないこと」「自由に移動できなこと」が、いかに人間に大きなストレスをもたらすかということです。

「ヘンな話だけど、禁固刑がいかに辛いことなのかがわかったよ」

コロナ禍による外出自粛を厳格に守った70代の知人がしみじみといっていました。「移動の自由」を奪われた暮らしは本当に辛いものです。だからこそ禁固刑が懲罰的に大きな意味を持っているといえるかもしれませんが……。

禁固刑の話はともかくとして、自由な移動が制限されることは、人間の心と体にさまざまな問題を生じさせます。

「旅行ができないのは辛い」

「実家に帰れない」

一時期、そんな声がいたるところで聞かれました。国全体を覆った「旅行自粛スタイル」はあたかも絶対的正義のようにも位置付けられ、多くの地域においては、〝よそ者〟が〝犯罪者〟あるいは〝非国民〟のような目で見られるような事態も発生しました。

この影響をもっとも大きく受けたのが高齢者です。

①人と会わない ⬇ コミュニケーションの減少 ⬇ 脳の劣化

②五感への刺激の減少 ⬇ 入力情報量の低下 ⬇ 脳の劣化

③体を動かさない ⬇ 筋肉量の低下 ⬇ 運動能力の劣化

移動の制限が、このような流れで高齢者に悪影響を与えていきます。移動が制限されることで、通常の生活では当然の行為が不可能になり、結果として高齢者の心と体を劣化させてしまうのです。

ウォーキングによる移動は、立派な「小さな旅」

私自身は、ヒステリックとしかいいようのない政府、自治体の外出自粛方針には、その当初から疑問の念を禁じ得ませんでした。

そして、

「コロナには感染しなかったが、要介護になった」

という高齢者が激増するだろう、と感じました。2、3年経過してからの統計的な裏付けが待たれるところですが、間違いなくそうした事態になると確信しています。

ここでは、政府、自治体の外出自粛方針について、これ以上は述べませんが、①②③で紹介したように、人間にとっての「移動」は健康寿命、健康脳寿命の維持と密接に関係しています。

そのことから、とくに高齢者は日常生活において、「移動」を欠かさないことを強く推奨したいと考えています。「移動」の代表的な形態は旅行ですが、政府、自治体の旅行推奨政策に右へ倣えをする必要などありません。

地下鉄、鉄道、バスに乗って2、3駅移動してみるのもいいでしょう。移動中にさまざまな五感への刺激が得られますし、会話による情報の入力・出力の機会も生じます。

いままで気づかなかった風景、街の変化などの新しい情報も得られます。それだけでも、脳を動かすことになります。

そして、私がもっとも勧めているのはウォーキングによる移動です。

ウォーキングのいいところは、第一に筋肉量の維持、強化につながること。

第二に、太陽の光を浴びることで、脳にいいセロトニンの活性化が図られることです。

第三に、乗り物に比べて移動の距離は劣るものの、ゆっくりした移動のため、意識的に視線を動かせば、多くの新しい情報入力の機会が生じるということになります。

英語でいえば、「see＝見える」という生理現象ではなく、「watch、look at＝見る」という意識的行為の機会が生じるということです。

こうした移動も「旅」なのです。お金のかからないこうした「小さな旅」にも、勉強の機会はいくらでもあります。いわば、ウォーキングは野外勉強の効果的メソッドなのです。

人との交流の場は新現役時代の「教室」

新現役時代の勉強には、さまざまなスタイルがあります。

研究者のようにひとりでこつこつと論文や資料を集めたり、それを学術的に検証したりする勉強もあります。大学で学び直すような選択もあります。

つまり、本業とは別に若いころから関心を抱いていたジャンルの研究に本格的に取り組むといった勉強です。たとえば、郷土史家として地元の歴史を研究したり、農芸家として品種改良にトライしたり、学術的にも高く評価されるような業績を残す勉強もあるでしょう。

こうしたある種の研究者のような勉強は別として、一般的には仕事や趣味のシーンで、それまで自分が知らなかった事実や考え方の理解に積極的にアプローチしたり、スキルを習得するために努力したりすることも、新現役時代の勉強です。

そのプロセスのなかで、結果の成功、失敗を問わず、進化しようとする自分を実感し、そのことに喜びや充実感を味わえれば、勉強の所期の目的は達成されたということになります。

研究者になるわけじゃないのだから

私自身、ワインに「ハマった」日々を送っていますが、ソムリエを目指そうとか、ワインに関する本を書こうかなどとはまったく考えていません。

ワインの〝プロ〟になろうなどとは考えていませんから、研究者のスタンスで、書物やネットなどで積極的に情報を得ることはほとんどありません。

ワイン好きは、世界できっと数百万人以上の規模でいると思われます。当然、

『ワインの教科書』や『ワイン事典』のような書物も各国で出版され、私が知らないような知識や情報も網羅されているはずです。

しかし、そういった情報を入手するためには、かなりの時間を割かなければなりません。

本を探し、購入して読むという作業は多くの時間を要し、しかも購読した本が「マネー・フォー・バリュー」である確率はけっして高くありません。

だからといって、ワインに関して勉強を諦めているかといえば、決してそうではありません。ワイン好きの仲間と語り合うなかで、勉強は実現されており、その成果も小さくはないからです。


ワインにかぎらず「同好の士」と集まり、語り合うこと自体も立派な勉強です。たとえば、サッカー、野球、ゴルフあるいは競馬の「同好の士」が集まれば、選手や騎手の話にはじまって、印象的な試合やレース、その評価や感想、その内容

は多岐にわたっていきます。相手から新しい情報を得ることは喜びであるとともに勉強であり、相手を刺激するような情報が提供できることも、大きな喜びにつながります。

当然、日ごろから、新しい情報への感度も高まり、それがさらに勉強の質を向上させるのです。

いずれにせよ、脳を活性化する機会でもあります。

人との交流で勉強のモチベーションがアップする

そうした機会が、人と交流するいわば「教室」になるわけですが、交流が少なければ、「教室」の数も限定的になってしまいます。

しかも、年をとるとともに人間関係が狭くなる、という切実な問題が起きてきます。とくに男性は定年退職をすると、仕事の人間関係があっという間に縮小するようです。とりわけ住んでいる地域社会との関係が薄い人は、人との交流が一気に減少します。

「自分は友達が少ない」

定年退職した人のなかには、そう嘆く人もいます。けれども、そのこと自体を決して悲観的な状況ではありません。私は親しい友人は3、4人いればいいと考えています。

友達の数が交流の意義や質を決めるわけではありません。顔を合わせれば楽しい時間を過ごせる存在は数人で十分です。無理に数を増やす意味などないでしょう。

第5章

ボケないための和田式勉強法

「腹6分目プログラム」のススメ

仕事であれ、趣味であれ、何か新しいことにトライしようとする際、綿密な計画を立ててからでないと、なかなか本題のトライに踏み出せない人がいます。

若いころを思い出してみましょう。

「本気で勉強するぞ」と一念発起して、次のような計画を立てたとします。

・月曜日～金曜日

朝5時起床　7時まで英語（リーダー）

8時～16時　学校

17時～19時　数学

19時〜21時　夕食・入浴
21時〜23時　英語（グラマー）
23時〜1時　（英語過去問）

きれいに計画表まで作って机の前に貼って勉強をはじめたものの、3日目ぐらいには挫折。そんな経験はないでしょうか。

「計画倒れ」の典型的なパターンです。

高校受験、大学受験などの場合は、ときには計画に基づいたハードワークも必要です。でも、新現役時代の勉強に関しては、可能なかぎりこうしたハードワークは避けたいものです。

とくに趣味やライフワークは「修行」ではなく、「楽しい」「おもしろい」がメインテーマです。つづけることが大切なのですから、まずは「これならできる」という「ゆるいプログラム」を考えたほうが賢明でしょう。

トライの計画なんて、ゆるくてもかまわない

この「ゆるいプログラム」の場合、「〇〇すべき思考」は厳禁です。自分が考えるキャパシティの6割程度を目標に勉強の計画をイメージするのがいいでしょう。腹8分目ならぬ「腹6分目」です。

先の受験生の計画は、まったく空白の時間がなく、まるでベルトコンベヤーに合わせた作業のようです。これでは誰がトライしても、体がもちませんし、心もすぐに折れてしまいます。私たち新現役時代の勉強は、自動車工場の労働ではないのです。

勉強を持続させるために必要なのは、なんといっても達成感です。小さくとも、できるだけ多くの達成感を得るためには、課題のハードルを下げることが第一です。

たとえば、こんな感じはいかがでしょうか。

パソコンが苦手なら……

検索方法とワードだけはマスターして、エクセル、パワーポイントは次の目標に

英語で話せるようになりたいなら……

英検受験よりも、海外旅行で困らない程度の会話力を身につける

資格を取りたいなら……

一度で合格しなくても、何回目かに合格すれば御の字と考える

このように、まずは成功確率を最優先して、ゆるい目標を立てましょう。

達成感は大きさよりも「回数重視」

知人のエピソードを紹介します。

彼は66歳です。会社を定年退職後、その子会社に勤めました。定年前までほとんど小説など読んだことがありませんでした。ところが、あるときテレビドラマの『雲霧仁左衛門』を観ているうちに、「原作を読んでみよう」と思い立ったのです。

「完読するのは無理だろうけれど」と思いつつも、新潮文庫の『雲霧仁左衛門』前後編2冊のうち、前編だけを購入しました。

それまでは、「寝る前に本を読むと3ページぐらいで寝てしまう」ほどでしたから、途中で投げ出すと自分でも感じていたようです。「寝酒よりは体にいいだろう」という軽い気持ちでした。

ところが、です。

読みはじめると、そのおもしろさに夢中になり、ひと晩で8割ほど読んでしまし、「明日も仕事だから」と眠りについたそうです。

翌日、彼は仕事帰りに書店に立ち寄り、後編を買い求めました。その後編もあっという間に読み終えました。時代小説の虜《とりこ》になってしまったのです。いまでは文春文庫の『鬼平犯科帳』を読みはじめています。

「『鬼平犯科帳』は24巻ありますが、基本的には1話40〜50ページですから、読みやすいんです」

彼は66歳にしてはじめて「1話読み終えたときのなんともいえないいい気分」を楽しんでいる、とのことでした。

これもひとつの勉強の達成感といっていいでしょう。

勉強の効率を悪くする「記銘力低下」の対策はこれ！

「そういえば、知人の○○さんはタレントの××と似ている」

「鼻が詰まっているときにクサヤはどんな味なのだろうか」

誰でも経験することではないでしょうか。

会議のとき、街を歩いているとき、食事をしているとき、あるいはベッドの中で、突然、どうでもいいけれどおもしろいことやばかばかしいことを思いつくことがあります。


人間の脳はじつに不思議なもので、そのとき自分が考えていることとは無関係に、なんの脈絡もなく、さまざまなことに気づいたり、疑問が湧いたりします。

どうでもいいことは忘れてもいいでしょう。しかしときには、仕事や趣味に生かせそうなプラン、長年疑問に感じていたことの答えが、突然浮かんだりすることもあります。

ところが、自分の脳が喜ぶプランや答えですが、一夜明けるとまったく思い出せなくなっていることがしばしばあるのではないでしょうか。この傾向は、年を重ねれば重ねるほど顕著になります。いいことを思いついたということは覚えていても、その内容がまったく消えているのです。

自分の仕事に関することであれ、ライフワーク、あるいは趣味に関することであれ、これはじつにもったいないことです。

医学的には、新しい記憶を入力する力を「記銘力」といいます。脳の記銘力低下がなければ、新しい情報を次々と吸収して定着させることができます。そして、その新しい情報を保持し、整理して、必要なときに取り出して思考に役立てたり、コミュニケーションに利用したりできます。

しかし、この記銘力は加齢によって劣化します。

もちろん記銘力の低下は、健常者にもしばしば見られます。「記銘力低下」と呼ばれ、ほとんどが一過性のものです。

ただ、この頻度が増加したり、直前の出来事も覚えていられないほど低下が著しくなったりした場合には、アルツハイマー型認知症が疑われます。

記憶を出力する習慣で勉強を効率化

認知症が疑われるほどの記銘力低下は専門医の受診が必要です。記銘力が低下することは、スムーズな「勉強」の効率を損なうことは間違いないからです。

じつは、それを回避するための、じつにシンプルな方法があります。

・メモする
・誰かに伝える

この2つをやるだけです。
自分の脳に浮かんだり、閃《ひらめ》いた入力（インプット）情報を、文字化したり発語によって出力（アウトプット）することで、確かなものとして定着させるのです。

知人の出版プロデューサーはこれまで数々のミリオンセラーを世に出してきました。85歳を過ぎたいまも現役で、メモする習慣はハンパではありません。雑談中、食事中であっても、閃くとすぐにメモをします。

ときには、街を歩いているときにも立ち止まってメモすることもあるといいます。そればかりか、家でもその習慣は徹底していて、リビング、寝室はもちろん、浴室、トイレにもメモ帳を置いているとのことでした。

なんでも、30年ほど前あるプランが閃いたのに、忘れてしまったことがあり、しばらくして同じコンセプトの本が出版され、大ヒットになったことがあったとか。「あの悔しさは忘れない」と、以来メモ魔になったのだそうです。

彼はいまだに手書きのメモですが、スマホのメモ機能やボイスレコーダーがあるので、その機能を活用するのもいいかもしれません。メモは効果的な勉強のための有力なメソッドです。

新現役時代の勉強では、「あれ、なんだっけ?」の時間はもったいない以外のなにものでもありません。

脳は「忘れっぽい」と肝に銘じておくべきでしょう。

「音読」はとっても優れた記憶定着法

「あれっ、私に話しかけているのかな？」

ところが、その人は誰に話しかけているわけではなく、ただひとり言を言っているだけ。医学的に考えて病気というわけではないのでしょうが、ときどきそんなひとり言を言う人を見かけます。

こんなひとり言は別として、勉強のプログラムに欠かせない知識の記憶に「音読」はきわめて有効です。

仕事であれ、趣味であれ、そのパフォーマンスを高めるために暗記などで頭に叩き込まなければならない基礎知識があります。

新現役時代の再就職でも、新たな職場で覚えなければならないことも数多くあるはずです。たとえば、これまでの職場では無縁だった総務部に配属になれば、労務に関する法律の資料、給与体系の資料、各種ハラスメントに関する資料などに目を通し、規則などを記憶しなければなりません。

また職種によっては、資格取得が求められるケースもあるでしょう。その場合も、否応なしに記憶しなければならない知識があります。

趣味、ライフワークなどにおいても、種類によっては同じように基本的知識の習得のために、教則本や入門書、あるいは関連した法令集などに目を通さなければなりません。

黙読よりはるかに効果がある

こうしたシーンでは、教科書、資料の音読が必要知識の習得に役立ちます。

記憶の定着には、情報の入力⇔出力の繰り返しがもっとも効果的です。なぜなら、視覚的に入力される文字情報を声に出して出力するわけだからです。そして、音読はまさに情報の入力⇔出力の典型ともいえるのです。

数値的な詳細なデータは把握していませんが、記憶の定着に関して、音読は黙読に比べておそらく数倍の効果があると私は考えています。

音読によって、脳の視覚野と聴覚野が活性化するほか、脳が広範囲に活動します。これによって記憶の定着が促進されるのです。

それだけではありません。

当たり前のことですが、音読の際には、まず文字情報を視覚でとらえるわけですが、写真的に文字情報が脳に記憶されます。

試験などで、英単語、年号、数式、元素記号などを「右ページの上のほう」とか「左ページの真ん中」というふうに思い出して、答えが見つかったという経験が誰にでもあるはずです。

もちろん黙読でも可能なことなのですが、音読のほうが間違いなく記憶の定着率は高いはずです。

考えてみれば、それは当然のことでしょう。

歌も、とにかく歌ってみることでうまく歌えるようになります。ただ聞いているだけではなかなか歌えるようにはなりません。発音、発語という出力が上達の近道なのです。

また、赤ちゃんは成長とともに、親の言葉を聞いて口真似することで話すことができるようになります。

この場合は、聴覚による情報の入力⇕口真似による発語と出力の繰り返しによるものです。**音読の視覚による情報入力⇕発語による情報出力という行為は、優れた記憶術であり、勉強には欠かせないメソッドであることは間違いありません。**

「見て、声を出して読んで、書く」

この音読による記憶の定着を高めるためには、発語だけではなく書くという出力行動も重要です。

たとえば、覚えなければならない専門用語などは、音読の繰り返しによって発語を重ねながら、紙に書くことで記憶の定着率がさらに向上します。

英語の勉強などで単語帳を作って覚える方法もあります。ただ、そのメソッドが間違っているとはいいませんが、単語帳をつくる手間を考えれば、その単語を忘れたら辞書を引いて発音記号を読みながら発語し、紙にその単語を5回書いて覚えるほうが効率的なメソッドだと私は思います。

そのほうが、辞書のページを写真的に記憶することができるからです。このメソッドなら、その単語の派生語、さらにはその周辺にある単語も覚えることもできます。

もちろん手作りの単語帳は電車のなかとかかぎられた場所での学習法としては有効ですが……。

いずれにせよ、音読の入力⇕出力は、勉強には欠かせない手法です。童心にかえって音読を学び＝勉強のメソッドに加えることをおすすめします。

ちなみに、トロイ遺跡をはじめ数々の遺跡を発掘したドイツの考古学者ハインリッヒ・シュリーマンは、10カ国語以上話すマルチリンガルだったのでした。その彼の学習法の基本は音読だったそうです。

真偽のほどは定かではありませんが、あまりに大声で音読をしたため、隣人からの苦情が相次ぎ、幾度となく引っ越しを余儀なくされたというエピソードも伝わっています。

狭い家なら、家族のことを考えて、少しだけボリュームアップしたひとり言程度の音読がいいかもしれません。

勉強の効率を上げる和田式読書術

「音読」が、あらゆる勉強の効率性を向上させるための基本メソッドであると述べましたが、入力⇕出力による記憶の定着とは別に、音読には忘れてはならない学習効果があります。

それは、論理的思考を習慣づけるという効果です。

資格取得のための参考書、問題集、あるいは公的文書、業務上不可欠な公的文書や資料であれ、どれも事実関係に関しては基本的に論理的整合性をもっています。文章も複数回の推敲を重ねていますから、一定のレベルをクリアしています。

こうした文章を音読することは、入力する情報を頭の中で論理的に理解したり、整理したりするために役立ちます。

文章術という観点からも、起承転結、文章の長さ、的確な用語、接続詞の使い方なども考えられています。文章のリズムもほどよく整えられているものが多いので、頭の中に入りやすく、知識習得には役立つでしょう。

「どう書かれているか＝文体」が重要

私は、論文であれ一般書であれ、いい文章はいいリズムを持っていると考えています。

極端な言い方をすれば、「何が書かれているか」よりも「どう書かれているか」を重視するといってもいいかもしれません。

そこに込められたエッセンスがいかに充実していても、読むのに苦痛を強いられるような文章では、途中で読者の読む気は削《そ》がれてしまいます。いかに画期的な情報、いかに役立つ情報であっても、読者がそこに到達できなければ存在価値はありません。

書き手、作り手が「伝える」を最優先して出来上がった書物（論文、資料も含む）こそが、優れた書物なのだと思います。

「どう書かれているか＝文体」は、ある意味で、書き手、作り手の視点、主張そのものの表れといっても過言ではありません。

ただし、それは読者にとっては、正しいか正しくないかという問題ではなく、合うか合わないかの問題です。人によって、それは異なります。

仕事であれ、趣味やライフワークであれ、勉強の効率性を考えるとき、自分に合う入門書、参考書を選ぶことを忘れてはなりません。

「どうでもいいこと」に感情を介入させない

できれば音読がおすすめですが、それが黙読であっても、入門書、参考書の情報を理解し記憶することは、知識の蓄積そのものなのですが、理性的かつ論理的思考の習得にもつながります。

新現役時代においては、仕事のシーンであれ、プライベートなシーンであれ、円滑な人間関係が欠かせません。感情に翻弄されて、いたずらに他者と対立してしまうことは、決して愉快なことではありません。

他者と対立するシーンでは、ほとんどの場合、「言い方が気に入らない」「態度が気に入らない」といったことがきっかけです。

少し考えてみればわかることなのですが、それは「どうでもいいこと」です。そんな「どうでもいいこと」でストレスを抱えるのは、間違いなく賢い生き方とはいえません。

もちろん、社会正義、イデオロギー、宗教観など、自分にとって「どうでもよくないこと」はあるでしょう。そうしたことに関する対立は看過できないでしょうが、そうしたケースは稀なことです。

「どうでもいいこと」に関しては、理性的かつ論理的な思考で介入しないことが、新現役時代のライフメソッドです。

音読であれ。黙読であれ、自分に合った書物との時間は、「どうでもいいこと」に目くじらを立てない自分を育ててくれます。

和田式読書術で論理的説得力を身につける

いい本や自分に合った文章に接することは、理性的かつ論理的な思考の習得に有効です。こうした理性的かつ論理的な思考を習慣づけることは、仕事のシーンにおける自分の存在価値の構築に欠かせません。

たとえば、新現役時代の新しい職場において、自分の業務に関する新たな提案、職場環境の改善といった提案をする際、まわりからの理解を得るためにもっとも求められるのが「論理的説得力」です。

提案のスキルは、これまで蓄積してきた経験知が大きく左右しますが、得手不得手はあるものの、中高年世代であっても新しく身につけることは可能です。

提案内容の骨子が理性的かつ論理的に組み立てられていれば、賛同を得られるか得られないかは別として、評価の対象になるはずです。

その場合、まわりの理解を高めるための基本的なメソッドがあります。

①最初に問題提起を兼ねた結論から入る

②次に、提案に至った背景情報、根拠を論理的に展開する

③結論

きわめて基本的、初歩的なメソッドのように思われるかもしれませんが、私の知るかぎり、多くの打ち合わせや会議において、こうしたメソッドは生かされていないように思われます。

私自身、雑誌の取材などの際には、この手順を心がけています。

理解を得られやすい提案メソッドとは？

なぜ、①のように結論から入るかといえば、それが聞き手にもっとも伝えたいメッセージだからです。その結論を聞き手にはっきりと伝えることで、その後展開する提案に至った背景や根拠の理解を容易にします。

この手法を使えば、聞き手の側も「②を聞くための方向性」が明確になります。そして、最後の③で提案の結論を改めて強調するわけです。

当然のことですが、提案する側の重要なスタンスとしては、提案に至った根拠、そして結論に論理的矛盾がないかをあらかじめ文章にして整理しておかなければなりません。

話し方のリズム、声の抑揚など表現が巧みであるかどうかは、これまでの経験知によって差が出てくるかもしれません。しかし、そのことは大きな問題ではありません。

仮に表現にスムーズさが欠けるようなことがあったとしても、論理的整合性に裏付けられた提案を聞き手が理解できればいいのです。もしかすると、実直で素朴な表現が好感を呼ぶことになるかもしれません。

いつまでも「理屈が通じる人」でいる

こうした論理的整合性を持った提案スタイルは、仕事のシーンばかりではなく、趣味やライフワークのシーンでの人間関係に役立つかもしれません。

すべての人がそうだというつもりはありませんが、高齢になると、一時の感情に翻弄されて、周囲を驚かすような言動をしてしまうことがあります。

何度もいうように、新現役時代を愉快で豊かなものにするためには、ときには広い意味でのヘルパーの力を借りなければなりません。正当な自己主張をやめる必要はありませんが、感情に翻弄されてはいけません。

「力になってあげたい」

「立ち居振る舞いがカッコいい」

周囲からそう思われたいと願うなら、年長者ならではの理性的かつ論理的な言動が求められます。

その意味でも、勉強の一環として読書、とりわけ音読は有効です。

「理屈じゃねえんだよ」

ある高齢な政治家は、国論を二分するような重要な政治的選択に際して、こう吐き捨てました。理屈が通じない政治って、いったいなんなのでしょうか。

こんな高齢者は悲しい存在です。

高齢者でもできる大人のための記憶術

記憶力が低下している要因には「余計なことを覚えている」という一面があります。逆にいえば「余計なことを覚えない」ことで記憶力は上向きます。

心理学の世界には「逆行抑制」という言葉があります。これは「新しい情報が脳に入ると、それ以前に覚えていたことを忘れる傾向にある」ということです。個人差はありますが、これは誰にでも経験のあることではないでしょうか。

試験勉強が煮詰まったとき「脳がパンパンで記憶しようにも隙間がない」という非論理的な思いにかられた人も少なくないはずです。

試験対策の勉強法では「覚えることを最小限にすることが合格の鉄則」という

指摘もあります。試験に備えるには、まず出題傾向を分析し、必要な情報と不必要な情報を取捨選択する必要があります。それは記憶すべき情報と不要な情報の峻別作業だからです。

成績が上がらない生徒のひとつの特徴は、この分類が不得手なことで、不要な情報も含めて「丸暗記」に全精力を注いでしまう傾向が強いのです。

「新現役」の勉強には、もちろん「丸暗記」など必要ありません。自分が必要な情報を覚えることと、やみくもに情報を入手することとは根本的に違うのです。

私が理想的と考える記憶のテクニックは「入力情報は少なく、それでいて頭に残る情報は多い」ことです。そのためにも、入力段階における情報の取捨選択がことのほか重要になってきます。

「起きがけの復習」で記憶の定着率が高まる！

先に述べた逆行抑制への対処法として有効なのが復習です。

「復習？　そんな当たり前の方法では」

そう思われるかもしれません。しかし、まさに学問に王道なし。繰り返し、脳に情報をインプットすることで記憶力がつき、それは脳の機能をも若々しくしていくのです。

記憶を保持する方法に関しては、古くからさまざまな心理学者が実験を試みてきました。しかし、際立った効果が認められた事例は認められていません。その中で、唯一、高い評価を得ているのは、反復による記憶法です。

たとえば、冒頭でもお話ししましたドイツの古典的な実験心理学者のエビングハウスは、時間とともに変化する記憶の保持状態の推移を実験によって明らかにしています。その実験は、理解をともなわない事柄の記憶保持率の推移を観察したものですが、忘れないうちに復習をすることによって、記憶保持率が大幅に改善されることが明らかになっています。

もうひとつ、眠っているときと目覚めているときの記憶保持率の比較に関する実験も過去に行われています。その実験データでは「眠っているときは余計な情報が入らないので、寝る前に覚えたことは忘れない」と解釈されています。

しかし、そもそも「眠っているときにはいろいろなことを忘れている」と、この説を真っ向から否定する精神医学者もいます。

私は、この両論を踏まえたうえで「起きがけの復習が効果的」との立場をとっています。

なぜならば、眠ることで忘れずにすんだものを記憶として保持することと、眠ることで曖昧になりかけた理解を回復させることの2つを達成させるには、翌朝

にアクションを起こす「起きがけの復習」が重要だと思うからです。

その理由には、記憶力アップの極意として、私自身が受験生にそれを伝授していた経緯があります。さらに併せて週末の復習練習を行うことで、記憶の定着率がさらに上昇したことが認められています。

復習の時間は長くても短くても大差ない⁉

「復習」と聞くと、学生時代を思い出して暗い気持ちになる人が多いかもしれません。しかし、「新現役」にとっての復習は学生時代とは大きく異なります。

なによりも大きく異なるのは、「歯を食いしばってまで暗記する」ほどの切迫感が不要なことです。

試験の点数を取るための記憶ではなく、自分が好む情報を「もう一度、おさらいする」復習ですから、楽しみや喜びの気持ちがなければ継続できません。

気になるのは復習に要する時間ですが、これに関してクリューガーという心理学者が興味深い実験を行っています。

その実験は、一定の数の単語を暗記する際の復習時間を比較したもので、1つ目の方法は、単語を覚えるのに費やした時間の半分を復習の時間に使います。たとえば、単語を記憶する時間が1時間だとしたら、30分をその復習に使います。

2つ目の方法は、記憶する時間と復習の時間を同じ長さにします。1時間、記憶の時間として費やしたら、復習にも1時間かけます。

その結果、記憶の保持率に大差のないことがわかりました。つまり「復習の時間は長ければいいというものではない」ということです。

それよりも短時間に、効率よく復習することが効果的だということです。つまり朝のちょっとした時間を利用した「起きがけ復習」を実行するのが、とても効率的といえます。

自分のための「世話係」から効率的に学ぶ

中高年になって「よし、勉強をはじめるぞ！」と意気込んではみたものの、自分が思っていたほど勉強がはかどらず、結局、挫折してしまうケースが少なくないのではないでしょうか。

その原因のひとつとして、勉強で「しなくてもいいことをしている」ケースが多いようです。

たとえば、旅行先で現地の人と会話を楽しむために、英語を改めて勉強しようと思う人の場合です。

海外で困らない程度の会話力を身につけるのであれば、何カ月もかけて本格的に勉強をする必要はありません。それなのに、リスニングの教科書などを買い込んで「コツコツと一から勉強する」真面目なタイプの人がいます。

なかには英語を文法から学び直す人もいるかもしれません。

もちろん、英語を仕事で使いこなすことを目標にしているのであれば、一定の時間を割いてじっくり取り組むことが必要です。

しかし、海外旅行に必要な会話力をマスターする程度なら「文法などの難しいことは、しなくていい」と割り切るべきです。

さらに英会話に関していえば、私はパフォーマンスがどんどん向上している自動翻訳機を利用すればいいと考えています。

海外の人と会話をすることで得られる喜びを「手っ取り早く」経験するには自動翻訳機に任せるところは任せれば、翻訳機を利用しながら英語を勉強できます。

気軽に教えてくれるコンシェルジュを持とう

このように、新現役時代の勉強において、短時間で一定の成果を上げようと思うなら、学び方の効率性を考えなければなりません。その効率性を高めてくれるのが、気軽に相談できる「知り合い」でしょう。

「医学のことはAさん」
「おもしろい小説のことなら、Bさん」
「安くて美味しいシングルモルトについてはCさん」
「おすすめの隠れ宿は、Dさんがくわしい」
「役に立つユーチューブのことなら、Eさん」

そもそも、なんらかの疑問が生じたとき、それを放っておくことは脳にラクをさせることにほかなりません。脳の活性化のためには疑問⇕解決の繰り返しが有効です。

そういう意味では、すぐに解決策を提示してくれる知り合いは、勉強の強い味方になります。

そのような人を、私は「コンシェルジュ」と呼ぶようにしています。

コンシェルジュという言葉はここ数年よく聞くようになってきました。フランス語で本来は「大きな建物の門番」という意味ですが、最近はホテルや高級マンション、デパートなどでの「総合世話係」といった職務を担う人の職種名として使われるようになっています。

観光業においてのコンシェルジュは、宿泊先や航空券の手配からレジャー施設といった観光情報の提供までサービス内容は広がっていて、なかには「寿司コンシェルジュ」「コーヒーコンシェルジュ」といったサービスも登場しています。

コンシェルジュは「専門的な知識を気軽に利用できる」存在です。

あなたのまわりには、こうした「コンシェルジュ」は何人いるでしょうか。

新現役時代に「ＩＴコンシェルジュ」は必須

あなたが英会話の学校に通っていたとしましょう。

「英語で〝忖度《そんたく》〟ってなんていうんだろう」

そんな疑問を持ったとします。誰かに正しい言葉を聞こうとしたとしても、学校の先生に気軽に連絡できるとはかぎりません。

しかし、日ごろからフレンドリーな関係にあるコンシェルジュ的な知り合いがいたら、「ニュアンスとしては、speculate とか surmise かな」とすぐに教えてくれるはずです。知識習得の効率性は抜群でしょう。

もちろん勉強のテーマは英会話だけではありません。

パソコン、スマホなどＩＴ機器を使いこなすためには「ＩＴコンシェルジュ」ほど頼りになる存在はいないでしょう。作業中に「このトラブルを解消してくれる助っ人を頼む！」と切実に思ったことがあるはずです。そんなときコンシェルジュがいれば即解決です。

ＩＴコンシェルジュはときに子どもや孫が、その役目をしてくれたりします。しかし、ふだんからできるだけ人脈を広げ、さまざまな分野のコンシェルジュを見つけておくことが大切でしょう。

「頭を下げる」ことでコンシェルジュの輪が広がる

コンシェルジュは勉強の効率性を高めるためにとても有効です。でも、いつも威張っていたり、気難しい顔をしたりしている人には、コンシェルジュは集まってきません。

彼らの特徴のひとつが、「人に頭を下げること」が嫌い、ということです。

あなたのまわりに、そういうタイプの人が少なからずいるはずです。知らないことを知っている人に尋ねること自体、恥ずかしいことでもなんでもないことです。実際に頭を下げるかどうかは別としても、マナーとして謙虚な姿勢を見せることは当然なのですが、これが苦手な人がいます。

相手が子や孫であれば別ですが、年下の人に教えてもらうことに、とくに抵抗感を持つ人も少なくありません。自分のプライドが許せない、とでも思うのでしょうか。

しかし、自分では簡単にはできそうもないことを習得するためには、そのことについて詳しい人に「直接話を聞く」ことがもっとも効果的な勉強法なのです。難しい本とにらめっこをするより、よほど効率的でしょう。

私自身、医者として新しい知識の習得を心がけています。それでも、専門外の最新情報についてわからないと感じることがあります。そんなとき、年齢に関係なく、頭を下げる気持ちで教えを乞うわけですが、そのことに対して抵抗感などまったくありません。

前に述べましたが（１３５～１３８ページ）、これは「真似する」ことの大切さにも通じます。

私の出身校の灘高等学校には代々「他人の勉強法を真似る」という勉強法があります。自分の勉強法で結果が出なかったら、無駄な時間を費やさずに、成績のいい人の勉強法を真似せよという教えです。

真似ることをためらう人もいますが、そんなつまらない感情にとらわれていたら、勉強ははかどりません。

年下の人に教えてもらう喜びを感じながら学ぶことは、さらなる「コンシェルジュの輪」を広げるでしょう。

おわりに

現在、日本では65歳以上の人の3人に1人が認知症、もしくは軽度認知障害（MCI）の状態にあると言われ、大きな社会問題となっています。ボケ＝認知症は、通常、記憶障害ではじまり、それまでできていた理性的な行動やスムーズな会話ができなくなる、ということにつながります。

本文でも述べた通り、ほとんどの場合、認知症は脳の前頭葉が萎縮することではじまります。そして、脳の萎縮は30代からはじまると考えられています。

残念なことに、現在の医学では、認知症を発症した方々への対応として、症状の進行を遅らせることしかできません。完治させることは、いまだ不可能なのです。けれど、だからといって決して悲観することもありません。

「認知症になると、何もできなくなる」と誤解する人も少なくないのですが、そんな人には私はこのように答えています。

「認知症は心と体が少し不自由になるだけです」


とはいうものの、認知症になるのをただ待っているわけにもいきません。

「先生、ボケないためには、どうすればいいのですか」

長年、老年精神医学の現場で生きてきた私は、しばしばこんな質問を受けます。

私の答えはこうです。

「ボケないことはできないけど、遅らせることはできます。脳にラクをさせないこと、脳を悩ませることとです」

もちろん、認知症発症の原因は脳の疾患、生活環境、栄養の問題などさまざまです。しかし私は、意識的に脳や体を使うことで、主たる原因となる前頭葉の老化を遅らせることは可能だと考えています。とくに、認知症の大部分を占めるアルツハイマー型認知症の場合は、はっきりそうだと考えています。

本書のテーマである「勉強」は、まさに前頭葉の老化抑制に有効です。「勉強」には、脳にラクをさせず、脳を悩ませることが求められるからです。「勉強」の原動力は、新しいものへの「好奇心」です。「好奇心」をきっかけにはじめた「勉強」は、それまで知らなかった「新しい情報」「新しい知識」「新しい技術」を授けてくれます。そして、「新しい情報」「新しい知識」「新しい技術」を得たとき、そこに誕生するのは「新しい自分」です。

この「勉強」は若いころのそれのように、辛いものでも、苦しいものでもありません。間違いなく楽しくて、あなた自身を豊かにしてくれるでしょう。

本書では、ボケるどころか、トライ精神を発揮して「新しい自分づくり」を志す方々に、具体的な例を織り交ぜながら、勉強の心構え、メソッドをわかりやすくお話ししました。お役に立てたならば、著者として望外の喜びです。

和田 秀樹

70歳からの
ボケない勉強法

発行日　2023年3月10日　第1刷

著者　　和田秀樹

本書プロジェクトチーム
編集統括　柿内尚文
編集担当　小林英史
デザイン　轡田昭彦＋坪井朋子
編集協力　河合一夫
校正　植嶋朝子

営業統括　丸山敏生
営業推進　増尾友裕、綱脇愛、桐山敦子、相澤いづみ、寺内未来子
販売促進　池田孝一郎、石井耕平、熊切絵理、菊山清佳、山口瑞穂、吉村寿美子、矢橋寛子、遠藤真知子、森田真紀、氏家和佳子
プロモーション　山田美恵、山口朋枝
講演・マネジメント事業　斎藤和佳、志水公美、程桃香

編集　栗田亘、村上芳子、大住兼正、菊地貴広、山田吉之、大西志帆、福田麻衣
メディア開発　池田剛、中山景、中村悟志、長野太介、入江翔子
管理部　八木宏之、早坂裕子、生越こずえ、本間美咲、金井昭彦
マネジメント　坂下毅
発行人　高橋克佳

発行所　株式会社アスコム

〒105-0003
東京都港区西新橋2-23-1　3東洋海事ビル
編集局　TEL：03-5425-6627
営業局　TEL：03-5425-6626　FAX：03-5425-6770

印刷・製本　中央精版印刷株式会社

Printed in Japan ISBN 978-4-7762-1264-5